SVEN-DAVID MÜLLER · CHRISTIANE WEISSENBERGER

Ernährungsratgeber Rheuma

Genießen erlaubt

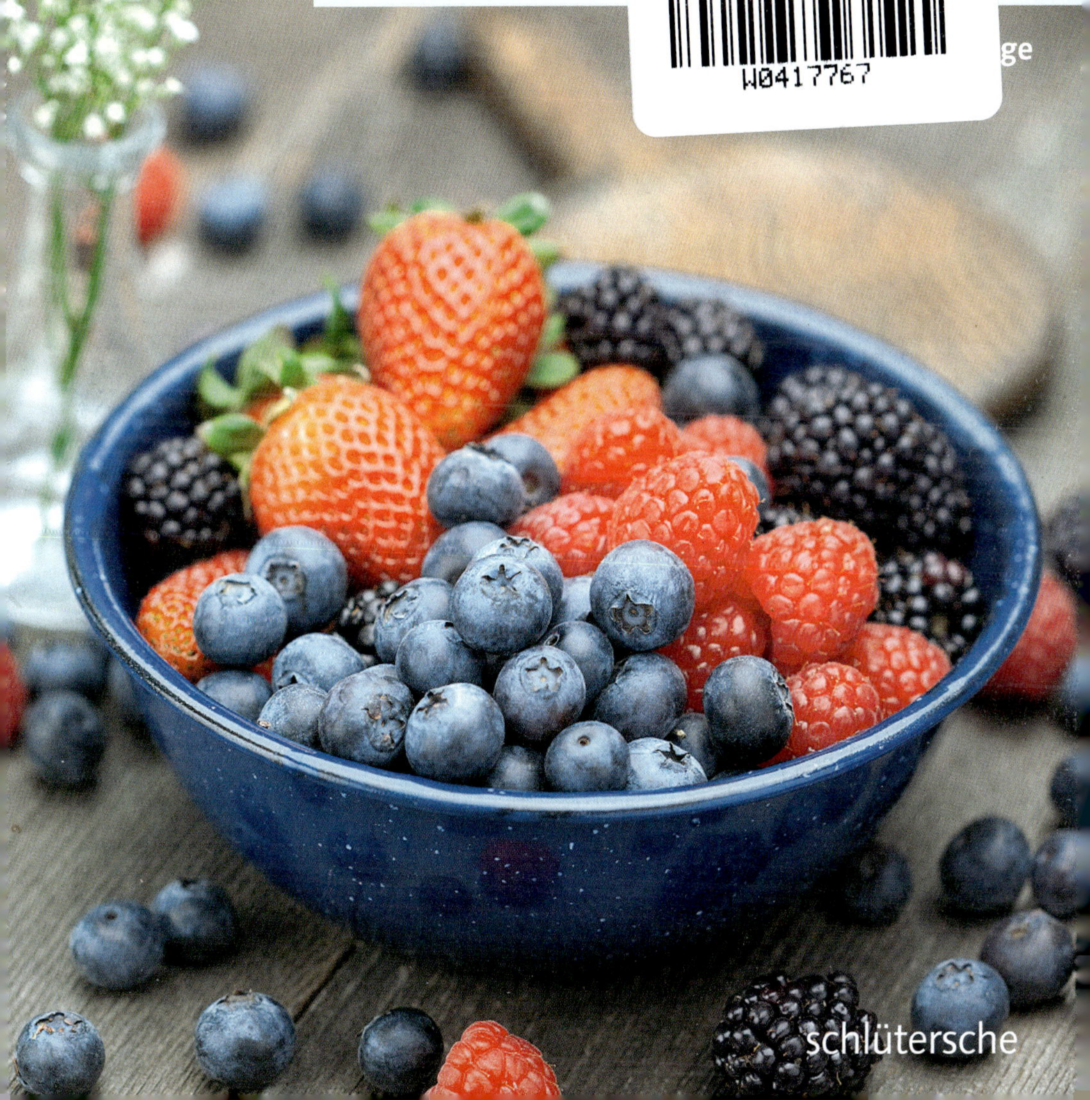

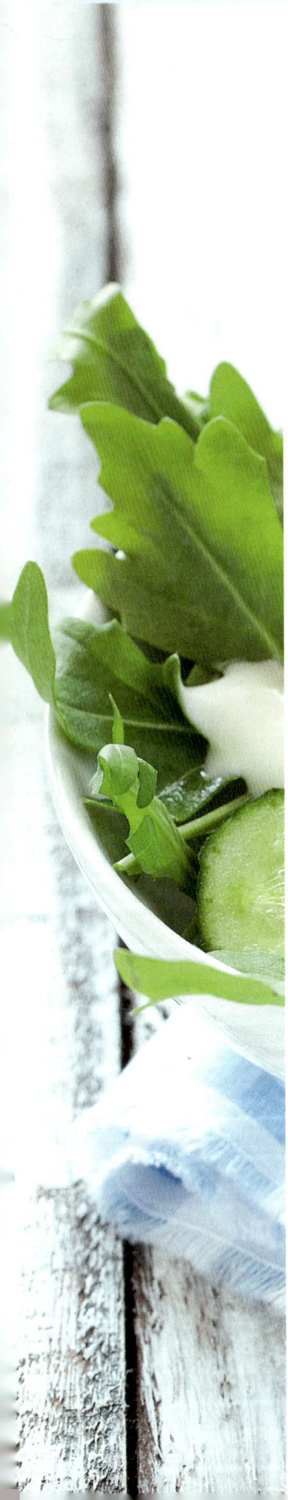

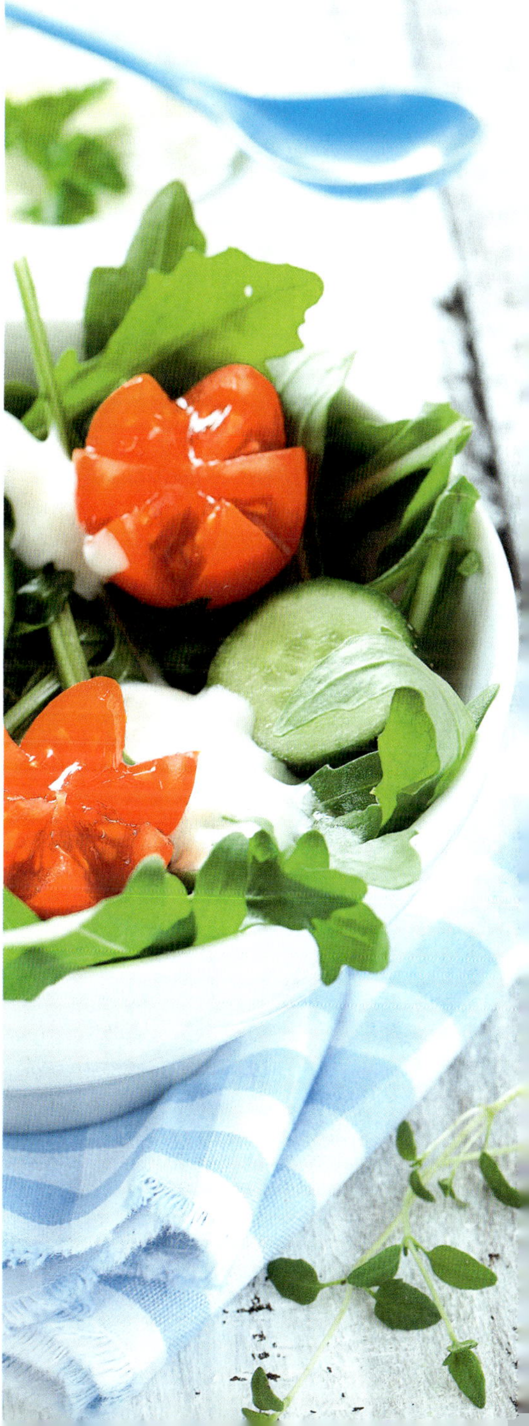

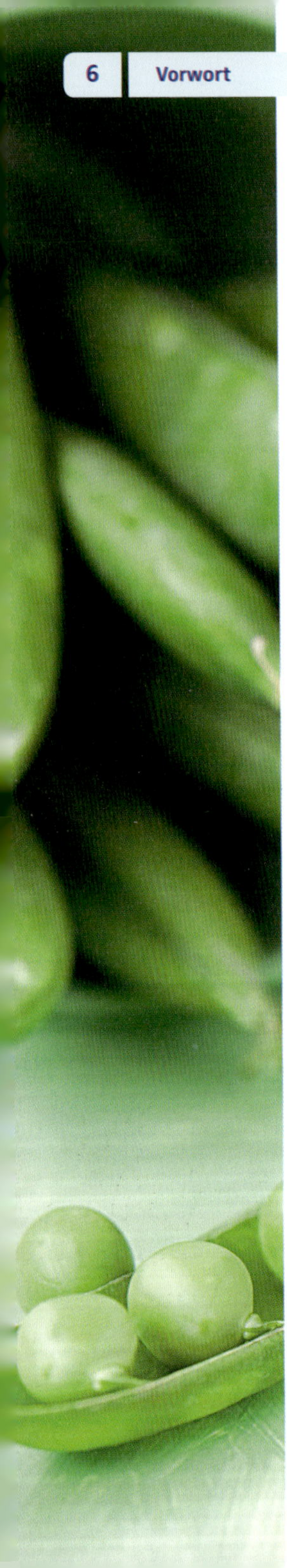

VORWORT

Liebe Leserin, lieber Leser,

unter Rheuma versteht man eine Gruppe von etwa 450 verschiedenen Erkrankungen des Bewegungsapparates, die unter dem Begriff „Rheumatischer Formenkreis" zusammengefasst werden. Betroffen sind Gelenke, Muskeln, Knochen oder Sehnen, die von Verschleißerscheinungen gekennzeichnet (Arthrose) und häufig entzündet sind (Arthritis). Rheuma ist eine chronische Erkrankung, unter der nicht nur ältere Menschen leiden.

Es gibt leider keine ausgesprochene „Rheumadiät" – dazu sind die einzelnen rheumatischen Erkrankungen viel zu unterschiedlich. Doch Patienten, die ihre Ernährung auf eine gesunde, vollwertige Kost umstellen, unterstützen damit wirksam die Therapie. Die richtige Ernährung kann helfen, Schmerzen zu lindern und den Krankheitsverlauf positiv zu beeinflussen.

Wir zeigen Ihnen, worauf Sie dabei besonders achten müssen und wie Sie das theoretische Wissen gleich praktisch in der Küche umsetzen können.

Erstes Ziel übergewichtiger Rheumatiker ist die Gewichtsabnahme. Das schont die Gelenke, die durch zu viele Kilos zusätzlich belastet werden. Dabei ist es wichtig, tierische Fette zu meiden, die die Entzündungsprozesse noch verstärken. Omega-3-Fettsäuren aus Fisch und bestimmten Pflanzenölen lindern dagegen erwiesenermaßen die Entzündungserscheinungen. Wichtig ist auch eine ausreichende Versorgung mit Immunstoffen wie Vitamin C und E und sekundären Pflanzenstoffen.

Wir begleiten Sie bei Ihrer Ernährungsumstellung mit 70 leckeren, reizarmen Rezepten für Frühstück, Mittagessen und

Abendbrot – auch Desserts und Zwischenmahlzeiten sind erlaubt. Unsere Rezepte sind leicht umzusetzen und unterstützen Sie wirkungsvoll bei der Gewichtabnahme. Sie sind außerdem arm an tierischen Fetten, dafür voller gesunder Vitamine und wertvoller Ballaststoffe und wirken so Entzündungen entgegen.

Pro Portion ist der Gehalt an den Vitaminen C und E, an Ballaststoffen sowie, wo sinnvoll, Kalzium und Omega-3-Fettsäuren neben den üblichen Nährstoffen genau angegeben. Alle Rezepte entsprechen den aktuellen Ernährungsrichtlinien und beweisen, dass Ernährungstherapie und Genuss keineswegs im Widerspruch stehen müssen.

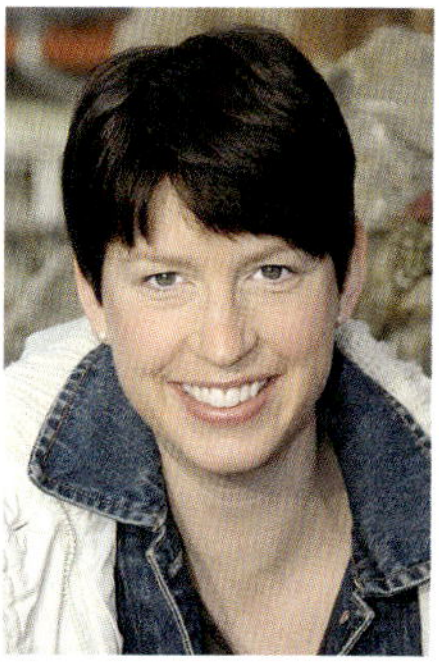

Christiane Weißenberger
Diätassistentin/ Diabetesassistentin

Wir wünschen Ihnen viel Spaß beim Nachkochen!

Ihr
Sven-David Müller

Ihre
Christiane Weißenberger

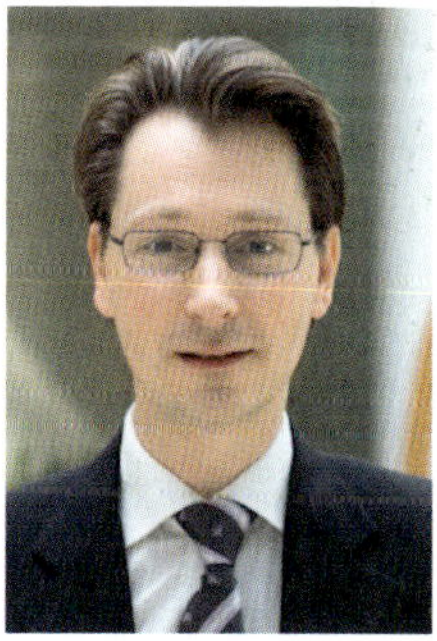

Sven-David Müller
M. Sc., Diätassistent Diabetesberater DDG und Gesundheitspublizist

„Die richtige Ernährung kann helfen, Schmerzen zu lindern und den Krankheitsverlauf positiv zu beeinflussen.“

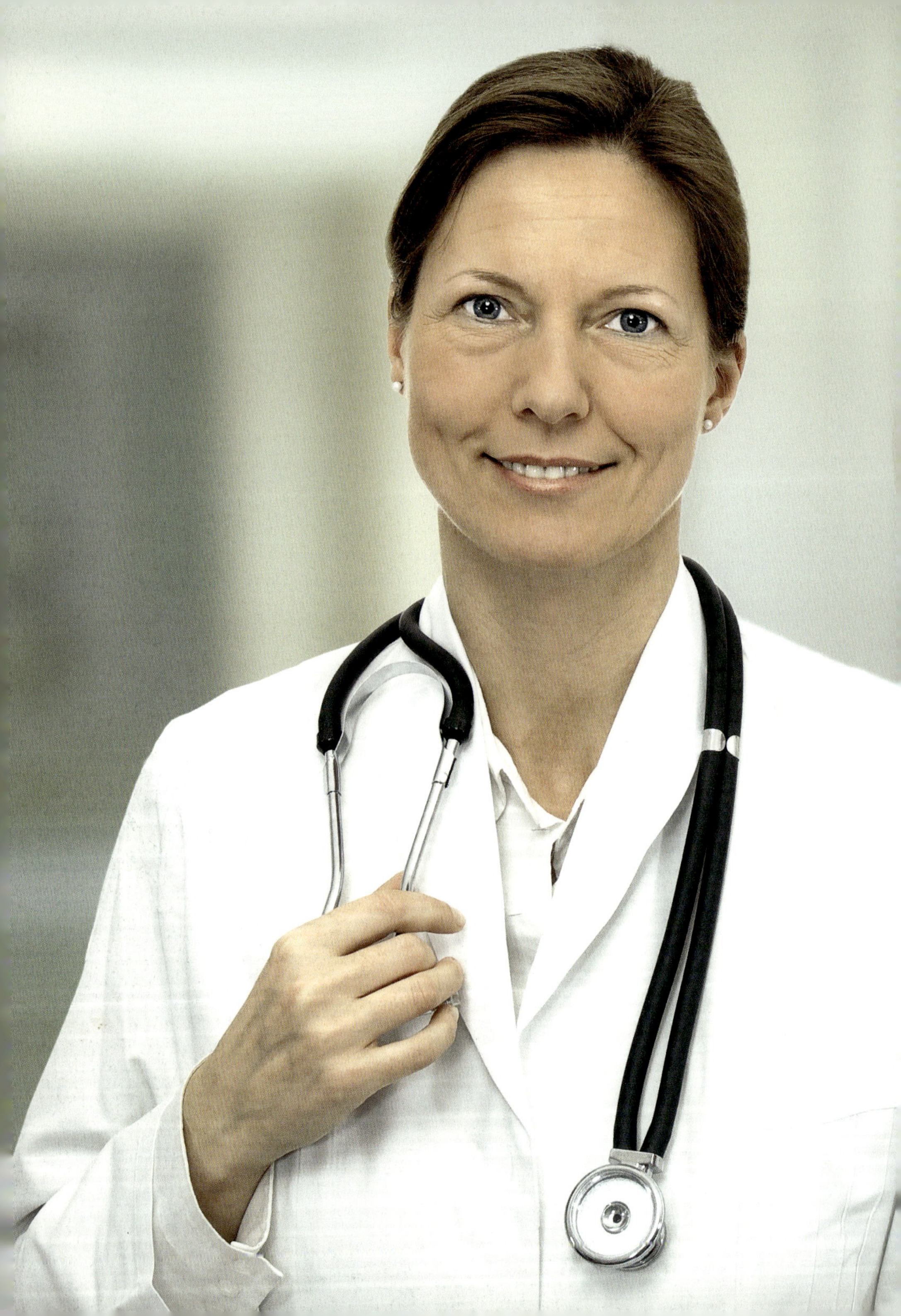

RHEUMA – DAS MÜSSEN SIE WISSEN

Unter dem Begriff Rheuma (griechisch rheo = ich fließe) werden Beschwerden am Stütz- und Bewegungsapparat mit fließenden, reißenden und ziehenden Schmerzen zusammengefasst, die oft mit Einschränkung der Beweglichkeit einhergehen. Die medizinisch korrekte Bezeichnung für Rheuma ist „Krankheiten des rheumatischen Formenkreises“.

Die verschiedenen Rheumatypen

Unter Rheuma werden etwa 450 verschiedene Erkrankungen zusammengefasst, die eines gemeinsam haben: Eine Entzündung von Gelenken, Bindegewebe und Muskeln, die immer wieder aufflammt und zu Schmerz, Schwellung und Bewegungseinschränkung führt. Die Erkrankungen des rheumatischen Formenkreises sind nicht zuletzt wegen ihrer Vielzahl recht schwierig zu diagnostizieren.

> **!**
> Rheumatische Erkrankungen sind recht schwierig zu diagnostizieren.

Wegen der unglaublichen Vielfalt werden die rheumatischen Erkrankungen in drei große Gruppen eingeteilt:

- Entzündliche Rheumaerkrankungen
- Verschleißbedingte Rheumaerkrankungen
- Weichteilrheumatismus, z. B. Fibromyalgie

> **!**
> Rheumatische Erkrankungen können Gelenke oder das Bindegewebe betreffen.

Die häufigsten Formen von Rheuma sind rheumatoide Arthritis, Arthrose, Weichteil-Rheumatismus und Wirbelsäulenverschleiß. Innerhalb dieser groben Gliederung gibt es viele Sonderformen, wie zum Beispiel die Gicht oder die Bechterewsche Krankheit. Sprechen Ärzte von Rheuma, meinen sie in der Regel die rheumatoide Arthritis, auch chronische Polyarthritis genannt. Damit wird eine chronische Entzündung der Gelenke bezeichnet, die vor allem die Finger, Hand-, Ellbogen-, Knie-, Fuß- und Halswirbelsäulengelenke symmetrisch, d. h. seitengleich links und rechts befällt.

Die Ursachen für Rheuma sind noch nicht vollständig erforscht. Wir wissen heute aber, dass neben erblichen Faktoren, die sowohl bei den entzündlichen („Entzündungsrheuma", z. B. Arthritis) als auch bei den verschleißbedingten rheumatischen Erkrankungen („Abnützungsrheuma", z. B. Arthrose) eine wesentliche Rolle spielen, bakterielle Infektionen, Stress sowie chemische (z. B. Metalle) und physikalische (z. B. Tragen, Heben) Einwirkungen wichtige Auslöser sind.

Gesichert ist außerdem, dass immunologische Mechanismen beteiligt sind: Bei rheumatischen Erkrankungen greift das Immunsystem den Körper an und verursacht so schmerzhafte Entzündungen.

Man weiß auch, dass die Entzündungsprozesse von bestimmten hormonähnlichen Botenstoffen, den sogenannten Eicosanoiden, unterstützt werden. Das bedeutet im Umkehrschluss, dass Entzündungsprozesse im Körper vermindert werden, wenn der Körper wenig entzündungsfördernde Eicosanoide bildet. Eine Er-

Bei rheumatischen Erkrankungen greift das Immunsystem den Körper an und verursacht so schmerzhafte Entzündungen.

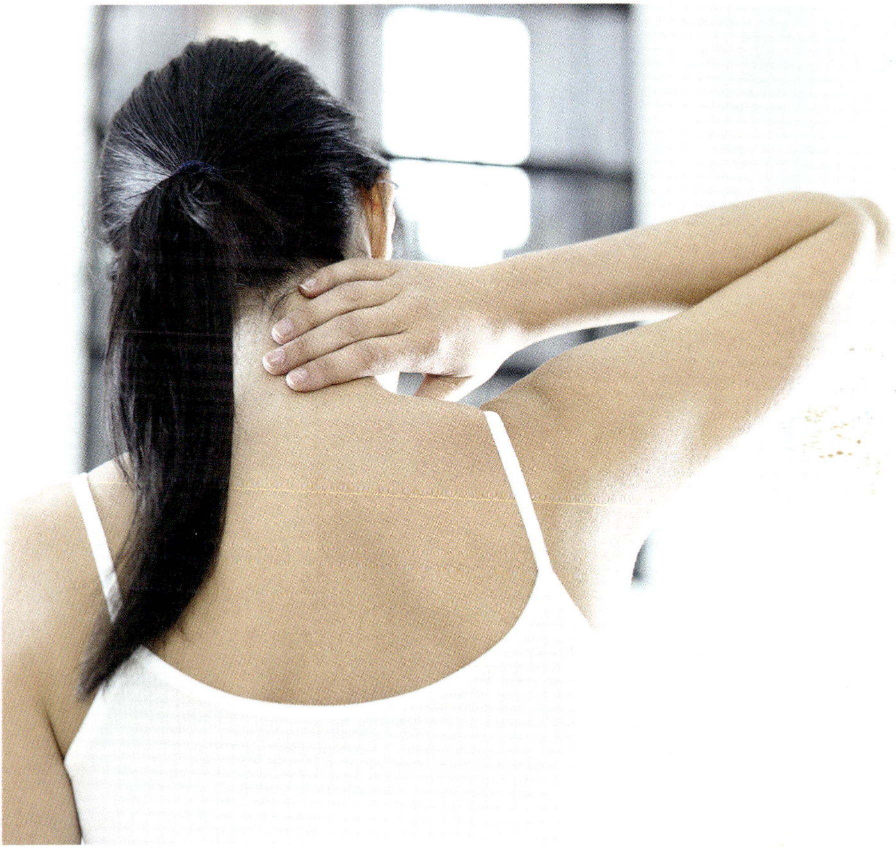

nährung für Patienten mit chronischer Polyarthritis sollte folglich in erster Linie die Bildung dieser Botenstoffe verringern. Doch dazu später mehr.

Typische Rheumaerkrankungen

Die **rheumatoide Arthritis,** auch **chronische Polyarthritis** genannt, ist eine Erkrankung, bei der es zu Entzündungen der Gelenkflüssigkeit und im Verlauf zur Zerstörung des Gelenkknorpels kommt. Zu Beginn sind meist die kleinen Fingergelenke betroffen. Typisch sind Bewegungsschmerzen und Gelenkschwellungen mit Morgensteifigkeit.

Beim **Morbus Bechterew** sind die Wirbelsäule, die Extremitätengelenke und die Sehnenansätze entzündlich verändert. Besonders nachts und morgens treten Rücken-, Gesäß- und Wirbelsäulenschmerzen auf. Im Laufe der Jahre kommt es zu einer zunehmenden Bewegungseinschränkung der Wirbelsäule.

Die **Fibromyalgie** ist durch chronische, generalisierte Schmerzen im Bereich der Muskulatur, des Bindegewebes und der Knochen gekennzeichnet. Hinzu kommen Begleitsymptomen wie Müdigkeit, Schlafstörungen, Morgensteifigkeit, Konzentrations- und Antriebsschwäche.

Mit **Arthrose** werden Gelenkerkrankungen beschrieben, die aufgrund von Veränderungen des Gelenkknorpels entstehen. Dadurch bildet sich dann der Knochen im Gelenkbereich um. Die Betroffenen leiden unter Schmerzen, Muskelverspannungen, Bewegungseinschränkungen und Schwellungen im Bereich der betroffenen Gelenke.

Unter Rheuma versteht man in der Regel die chronische Polyarthritis.

Die geläufigsten Rheuma-Medikamente

Aufgrund der vielfältigen Krankheitsformen des Rheumas gibt es auch eine Reihe unterschiedlicher Medikamente (Antirheumatika). Nachteil dieser Medikamente sind relativ häufig auftretende Nebenwirkungen teils schwerwiegender Natur, wie Magen-Darm-Beschwerden, Nierenfunktionsstörungen, Störungen der Blutbildung, Leberschäden, Kopfschmerzen und Schwindel.

Mithilfe der Medikamente kann man aber die Lebensqualität der Betroffenen entscheidend verbessern. Schmerzen werden gelindert, Entzündungsprozesse verlangsamt und der Krankheitsverlauf günstig beeinflusst. Grundsätzlich unterscheidet man folgende Wirkstoffgruppen:

NSAR – Schmerzen erträglich machen

Nicht-steroidale Antirheumatika (NSAR) sind schmerzlindernde und entzündungshemmende Medikamente, die kein Hydrocortison enthalten, d. h. steroidfrei sind. Im Gegensatz zu den Basismedikamenten wirken sie nur symptomatisch, das heißt, sie hemmen zwar die Entzündung und lindern den Schmerz, nehmen aber keinen Einfluss auf den Krankheitsverlauf und auch nicht auf die Gelenkzerstörung.

Wirkstoffe: Indometacin, Diclofenac (z. B. Voltaren), Ibuprofen u. a.

!

NSAR hemmen die Entzündung und lindern den Schmerz.

Hydrocortison – schnell und effektiv

Umgangssprachlich wird Hydrocortison oft als Cortison bezeichnet; Cortison ist allerdings ein eigenständiges, inaktives Hormon. Hydrocortison ist ein synthetisches Präparat und wird zur innerlichen Anwendung eingesetzt, um einen Mangel an körpereigenen Glukokortikoiden auszugleichen. Der wohl bekannteste Effekt der Glukokortikoide ist die Hemmung von Entzündungssymptomen. Bei Entzündungen, wie sie für Rheuma typisch sind,

!

Hydrocortison hemmt Entzündungssymptome.

werden aus den Körperzellen Entzündungs- und Immunbotenstoffe freigesetzt. Diese veranlassen dann im Gewebe die typischen Entzündungszeichen von Schwellung, Erwärmung und Schmerz. Glukokortikoide blockieren nun die Freisetzung der Entzündungs- und Immunbotenstoffe aus den Zellen und hemmen deren Wirkungen im Gewebe. Dadurch wirken Glukokortikoide dämpfend auf das Immunsystem (immunsuppressiv).

Wirkstoffe: Es gibt eine Vielzahl von Cortison-Wirkstoffen, die sich in Stärke und Dauer der Wirkung unterscheiden.

Basismedikamente – Gelenkzerstörung aufhalten

Der Einsatz dieser Medikamente ist nur bei eindeutiger Diagnose sowie im fortgeschrittenen Krankheitsstadium angezeigt. Die Behandlung mit Basistherapeutika kann zu einer teilweisen oder sogar vollständigen Rückbildung der bereits entstandenen Schäden führen. Die bei rheumatischen Erkrankungen eingesetzten Basismedikamente sind sogenannte langsamwirkende Antirheumatika, die über einen längeren Zeitraum eingesetzt werden müssen. Basistherapeutika haben folgendes Wirkungsspektrum:

!

Basismedikamente werden oft über Jahre hinweg eingenommen.

- Sie bekämpfen die Schmerzen
- Intensität und Häufigkeit der Erkrankungsschübe lassen nach
- Schwellung, Überwärmung und Ergussbildung klingen ab
- Die Versteifung der Gelenke nach Ruhepausen bessert sich

Wirkstoffe: Goldpräparate, D-Penicillamin, Salazosulfapyridin, Immunsuppressiva u. a.

Chondroprotektiva – gegen den Verschleiß

Hierbei handelt es sich um Substanzen, die der Abnutzung der Gelenkknorpel entgegenwirken und eine partielle Regeneration ermöglichen sollen. Es konnte bisher jedoch nicht eindeutig belegt werden, dass Chondroprotektiva die Zerstörung von Knorpelsubstanz verlangsamen oder rückgängig machen können. Der therapeutische Nutzen sollte deshalb individuell eingeschätzt werden.

Wirkstoffe: D-Glucosamin, Hyaluronsäure

!

Ihre Wirkung ist umstritten.

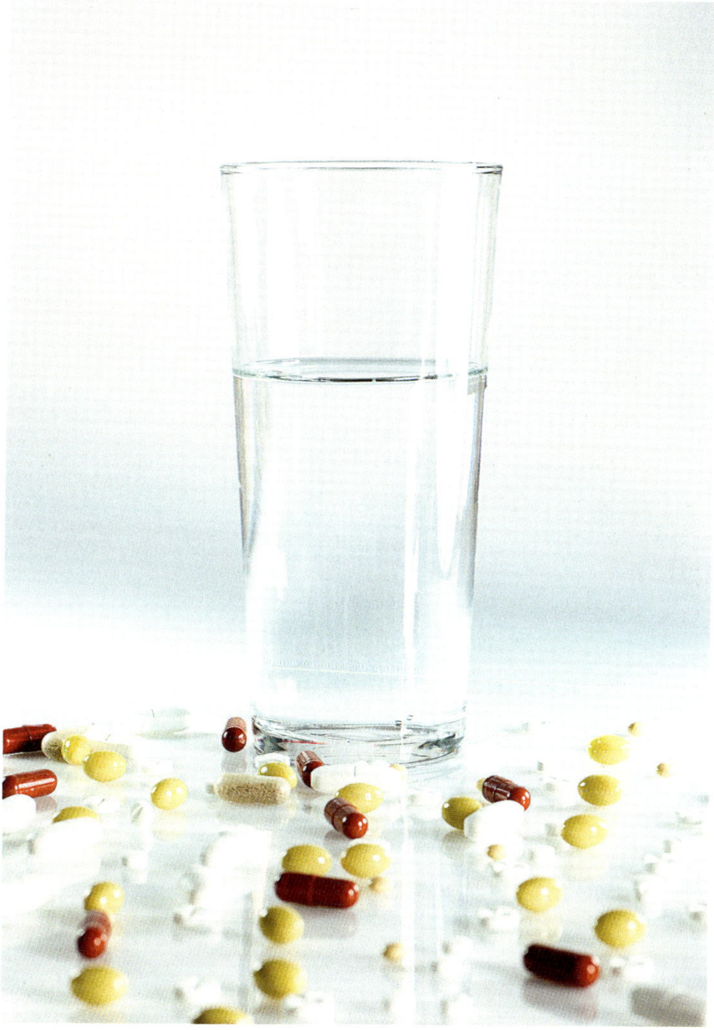

Aufgrund der vielfältigen Krankheitsformen des Rheumas gibt es auch eine Reihe unterschiedlicher Medikamente (Antirheumatika).

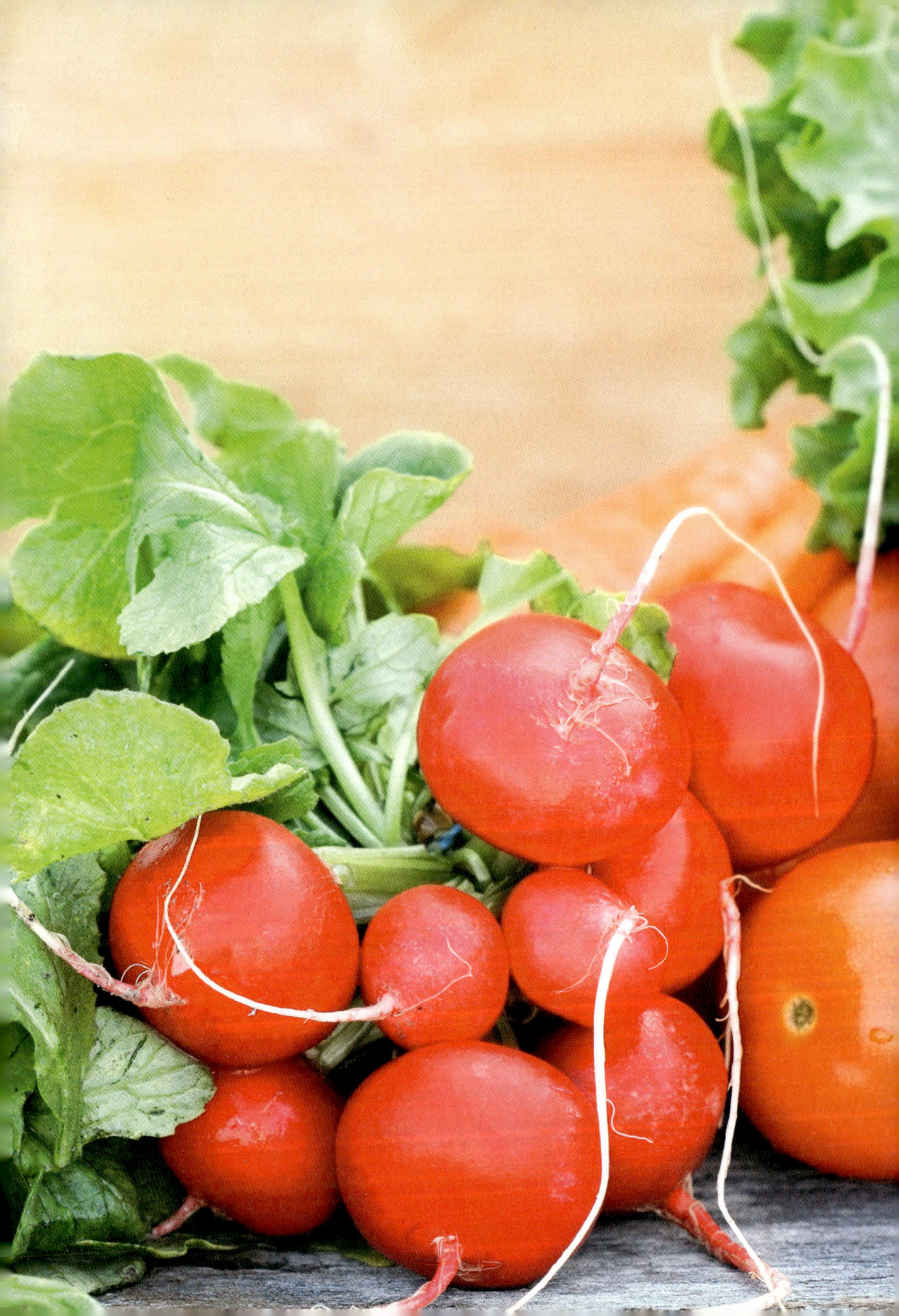

DIE ERNÄHRUNG UMSTELLEN – DAS IST JETZT WICHTIG

Ernährungstherapie statt Medikamentenbehandlung – davon träumen viele Rheumatiker, die mit Nebenwirkungen zu kämpfen haben oder trotz Medikation unter starken Schmerzen leiden. Die richtige Ernährungsweise kann die Rheumatherapie leider nicht ersetzen, sie ist jedoch eine nebenwirkungsfreie, günstige und genussvolle Unterstützung im Kampf gegen die chronische Krankheit.

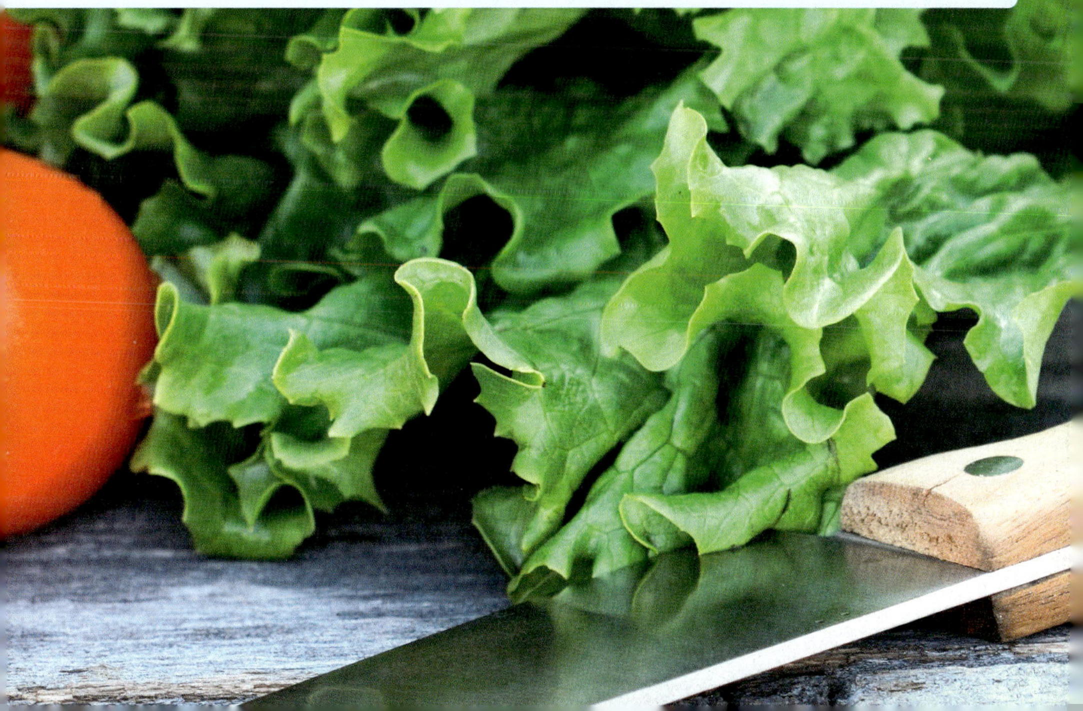

Ernährungsempfehlung für alle rheumatischen Erkrankungen

Erkrankungen des rheumatischen Formenkreises sind keine ernährungsbedingten Erkrankungen wie Gicht, erhöhte Blutfettwerte oder Diabetes mellitus Typ 2. Bereits Hippokrates beschrieb jedoch Beziehungen zwischen der Ernährungsweise und dem Erkrankungsverlauf von Rheuma.

Bei rheumatischen Erkrankungen gilt es zunächst einmal, allgemein auf folgende diätetische Gesichtspunkte zu achten:

Unbedingt Mangelzustände vermeiden

Gerade entzündlich-rheumatische Erkrankungen sind oft schwere Allgemeinerkrankungen, die den Körper insgesamt schwächen und mit erheblichen Gewichtsverlusten einhergehen können. Genauso, wie Sie Übergewicht vermeiden sollten, müssen Sie andersherum auch darauf achten, dass Sie nicht zu stark an Gewicht verlieren. Also Vorsicht bei sogenannten „Rheuma-Diäten", die oftmals „Weglass-Diäten" sind (kein Fleisch, kein tierisches Eiweiß, kein Zucker etc.). Gerade bei Patienten, bei denen ohnehin schon das Risiko einer Mangelernährung besteht, sind diese Diäten nicht unproblematisch. Der Verzicht auf Zucker oder Schokolade ist dabei noch das geringste Problem und im Regelfall unschädlich. Insbesondere eine strenge vegetarische Kost erfordert jedoch genauere Kenntnisse über Aufbau, Zusammensetzung und Zubereitung von Mahlzeiten, damit keine Mangelzustände auftreten und es nicht zu einem Muskelabbau, einer Schwächung des Immunsystems und Infektanfälligkeit kommt.

!

„Rheuma-Diäten" versprechen meist zuviel.

Unbedingt Übergewicht vermeiden

Vor allem, wenn gewichtstragende Gelenke wie Kniegelenke betroffen sind, sind diese durch verstärkte Belastung und Überbeanspruchung zusätzlich gefährdet. Da sich Patienten mit rheumatischen Erkrankungen wegen der Schmerzen häufig weniger bewegen und damit folglich weniger Kalorien verbrauchen, erhöht sich ihr Risiko für Übergewicht. Außerdem führt die Behandlung mit Hydrocortison und ähnlichen Medikamenten oft zu einer Gewichtszunahme. Denken Sie daran: Jedes Kilo zuviel belastet Ihren Bewegungsapparat. Eine Gewichtsreduktion ist für Sie als Rheumatiker der erste und wichtigste Schritt zur Schmerzreduktion!

!

Übergewicht belastet die Gelenke zusätzlich.

Zielwert ist dabei ein Body-Mass-Index (BMI) zwischen 18,5 und 25. Dieser berechnet sich aus Körpergewicht in kg geteilt durch Körperlänge in m^2 und wird wie folgt bewertet:

BMI ab 40:	starkes Übergewicht
BMI 30–39:	Übergewicht
BMI 26–29:	leichtes Übergewicht
BMI 18,5–25:	Ihr Gewicht ist in Ordnung
BMI <18,5:	Untergewicht

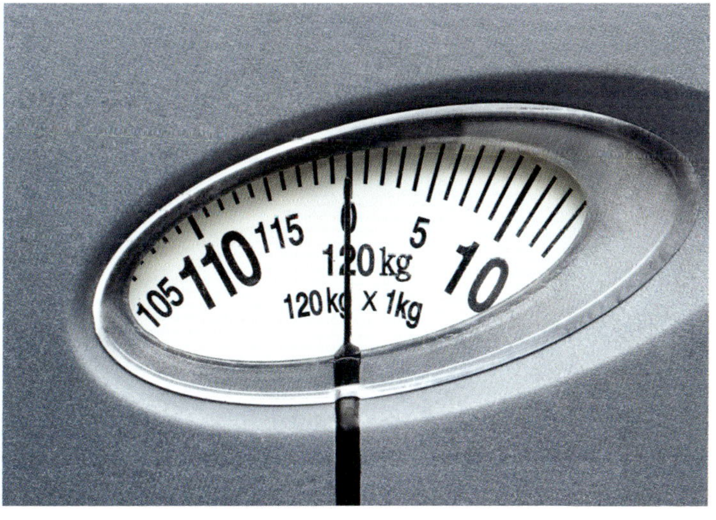

Eine Gewichtsreduktion ist für Rheumatiker der wichtigste Schritt zur Schmerzreduktion.

!

500 Gramm Gewichtsabnahme pro Woche sind ausreichend.

Nach jahrelangen Diskussionen darüber, wie man am besten abnimmt, ist heute klar, dass eine fettarme, aber nicht fettfreie Ernährung die Kilos purzeln lässt. Ein Gewichtsverlust von 500 Gramm pro Woche bei einer Diät mit 1200 bis 1500 Kalorien ist dabei völlig ausreichend. Rheumapatienten sollten sich vor jeder Diät von einem Arzt oder Ernährungsexperten beraten lassen. Die Krankenkassen unterstützen solche Maßnahmen und benennen auch entsprechende Beratungsstellen.

Hierauf sollten Sie als Rheumatiker besonders achten:

Die direkte Energieversorgung des Körpers stammt aus **kohlenhydratreichen** Nahrungsmitteln wie Getreideprodukten, Gemüse, Salat, Kartoffeln und Obst. Mit Ausnahme von Zucker und Weißmehlprodukten sind kohlenhydratreiche Nahrungsmittel relativ kalorienarm, aber reich an wertvollen Ballaststoffen. Kohlenhydrate sind ideal für alle Menschen, die sich gesund ernähren möchten – und eine optimale Versorgung mit Nährstoffen und Vitaminen ist besonders wichtig, wenn Sie Rheuma haben. Bevorzugen Sie Vollkornprodukte, außerdem sollten in jeder Mahlzeit reichlich Ballaststoffe aus Gemüse und Obst vorkommen, da diese das Halten des Gewichtes oder auch eine Diät unterstützen.

Nicht Kartoffeln, Reis, Nudeln, Brot oder Bananen sind die Dickmacher der Nation, sondern die großen Fleisch- und Wurstportionen, die auch den Arachidonsäurespiegel erhöhen. Damit führen sie bei Rheumatikern nicht nur zu Übergewicht, sondern verursachen außerdem Schmerzen. Im Gegensatz zu Fett machen Kohlenhydrate, die ja in pflanzlichen Lebensmitteln vorkommen, nicht dick und enthalten keine Arachidonsäure.

Eiweiß dient dem Körper als Baustoff, beispielsweise für Muskulatur und Hormone. Rheumatiker decken ihren Eiweißbedarf am besten über pflanzliche Nahrungsmittel, fettarme Milchprodukte

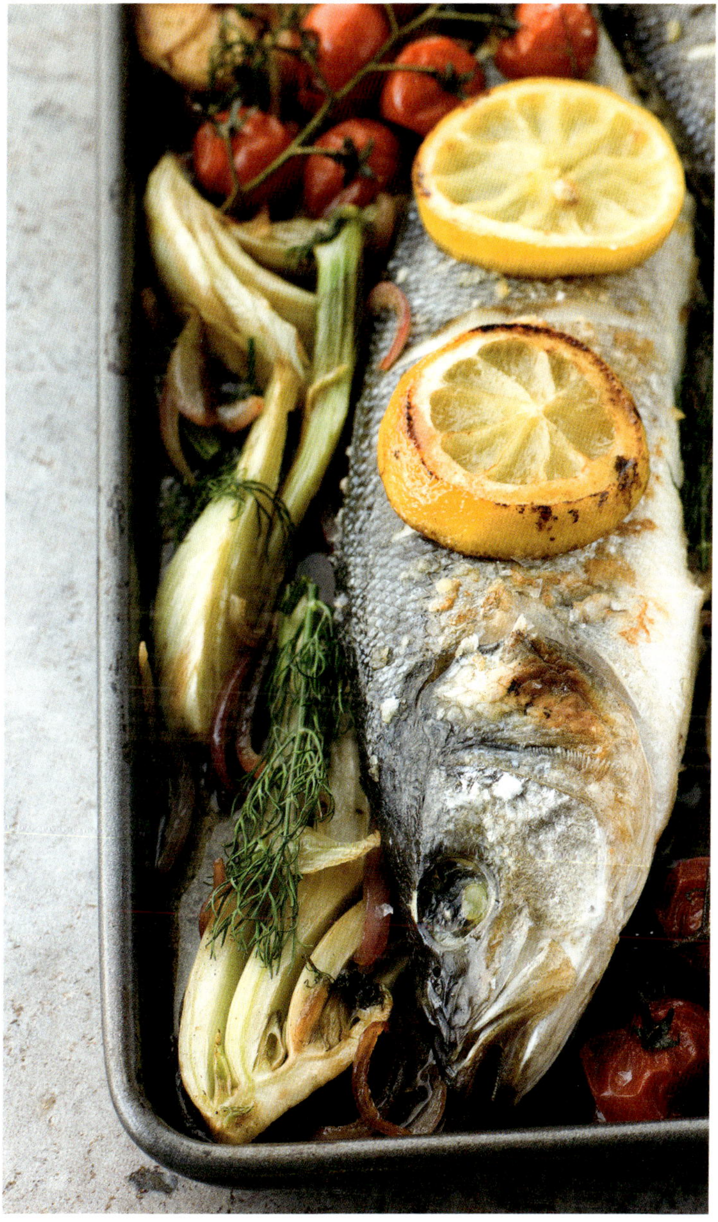

Anstatt Fleisch und Wurst sollten Rheumapatienten möglichst oft Fisch essen.

und insbesondere Fisch. Fisch ist doppelt gut, denn er enthält auch die für Rheumatiker so wichtigen Omega-3-Fettsäuren (siehe auch Seite 31).

!

Butter und Schmalz sind für Rheumatiker tabu.

Fett ist der energiereichste Nährstoff. Rheumatiker sollten ausschließlich hochwertige, Vitamin-E-reiche Pflanzenöle und Diät- oder Reformmargarine verwenden. Das ideale Pflanzenöl ist das Rapsöl. Gesund sind außerdem Lein- und Walnussöl. Rheumatiker, insbesondere übergewichtige, sollten auch die „richtigen" Fette nur sehr sparsam einsetzen. Wenn Sie unter erhöhten Blutfetten leiden, sollten Sie pflanzliche Halbfettmargarine verwenden. Butter und Schmalz fördern den Rheumaschmerz und sollten daher ganz gemieden werden.

Die richtigen Fette sind für Rheumatiker besonders wichtig, da sie den Schmerz deutlich vermindern können und dazu beitragen, die Medikamentendosis zu reduzieren (siehe auch Seite 25).

Richtig trinken bei Rheuma

Jeder Mensch sollte täglich mindestens zwei Liter trinken. Die meisten Getränke haben keinerlei Einfluss auf das rheumatische Geschehen – das gilt auch für Kaffee und Schwarztee. Wer nicht mehr als vier Tassen davon trinkt, schadet seiner Gesundheit nicht. Ideal ist natürlich Mineralwasser. Alkoholische Getränke hingegen können den entzündlichen Prozess verstärken und sollten deshalb weitgehend gemieden werden. Außerdem „vertragen" sich Medikamente und Alkohol nicht. Befragen Sie Ihren Arzt, wenn Sie Alkohol trinken möchten.

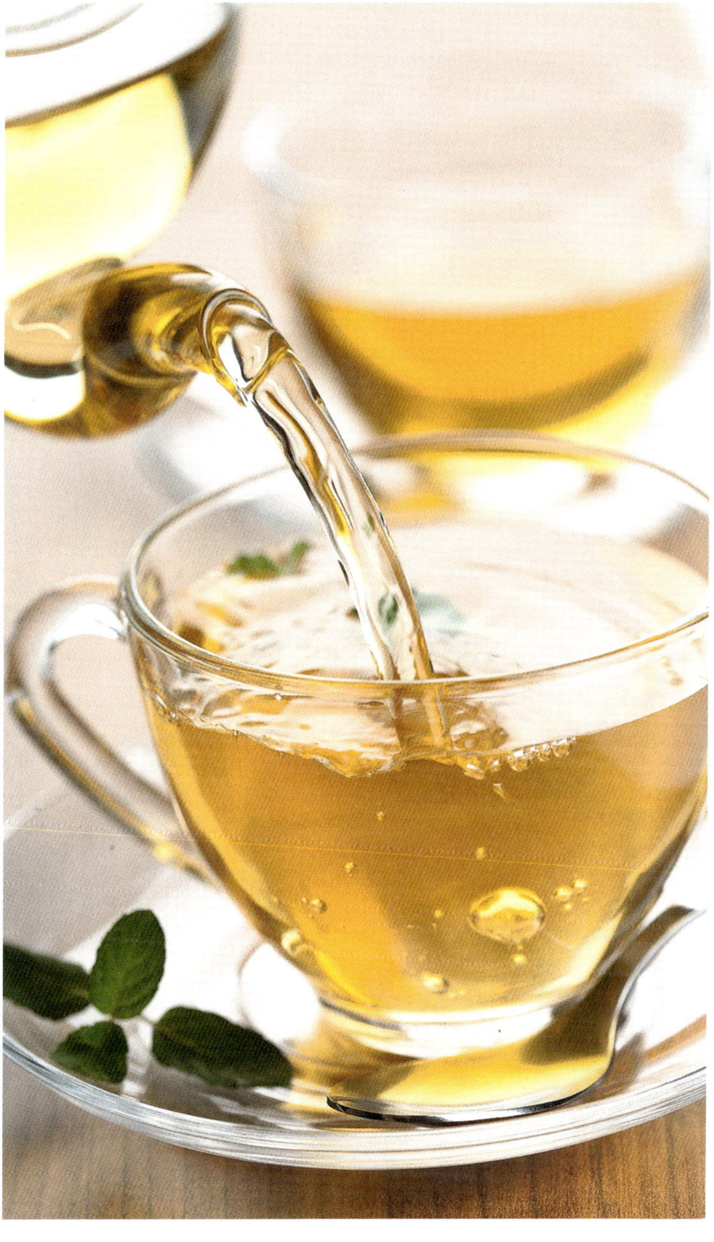

Pfefferminztee ist für Rheumatiker, die abnehmen wollen, ideal, da er das Verlangen nach Zucker dämpft.

!

Prüfen Sie Ernährungsempfehlungen gründlich!

Seien Sie nicht zu streng mit sich

Viele rheumatische Erkrankungen gehen mit einem hohen Verlust an Lebensqualität einher. Wenn Sie Essen und Trinken genießen, sollte dies in die ärztlichen Ratschläge und in Ihre persönliche Entscheidungen für oder gegen bestimmte Behandlungsformen eingehen. Eine gesunde Lebensführung im Allgemeinen und speziell bei rheumatischen Erkrankungen ist sinnvoll und empfehlenswert – aber nicht alle Empfehlungen zu Essen und Trinken, Leben und Lebensführung sind wissenschaftlich fundiert. Ernährungsempfehlungen, die eine Heilung versprechen, sind unseriös und können getrost ignoriert werden.

Das einfachste Gesundheitsrezept: Essen Sie möglichst alle Farben, die die Natur an Essbarem bietet.

Insgesamt gilt:

- Die Ernährung sollte mit dem täglichen Leben vereinbar sein.
- Die Ernährung sollte zu mehr Lebensqualität führen.
- Jede einseitige oder ausgefallene Ernährung ist überflüssig oder sogar schädlich.

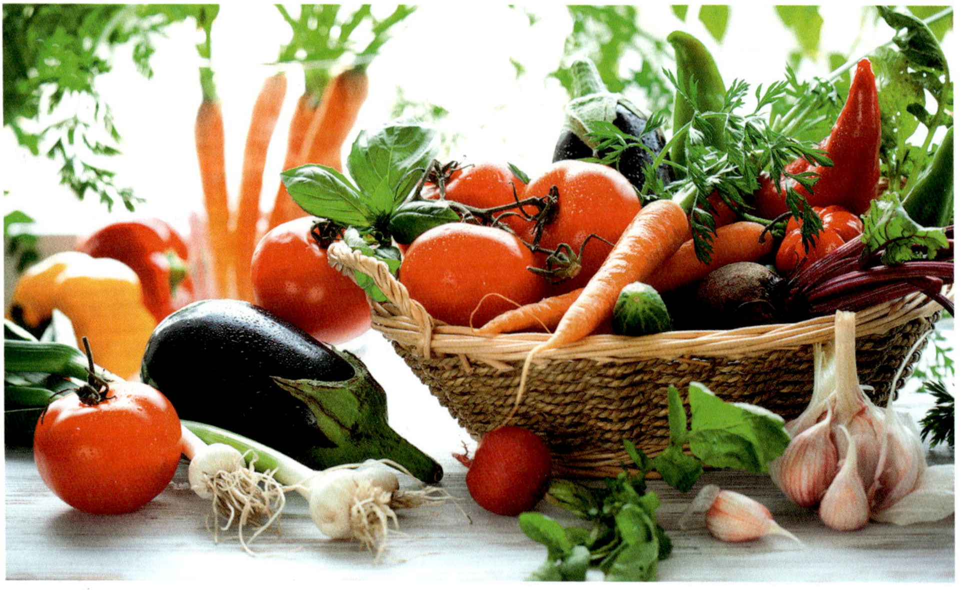

Ernährung bei chronischer Polyarthritis

Patienten, die unter einer chronischen Polyarthritis leiden, können ihre Beschwerden verringern und gegebenenfalls Medikamente einsparen, wenn sie sich richtig ernähren. Hierzu gehören reichlich pflanzliche Lebensmittel, zweimal pro Woche Fisch und die Einschränkung von Lebensmitteln, die tierische Fette enthalten. Auf diese Weise können die Beschwerden gelindert und gegebenenfalls Medikamente eingespart werden.

!

Chronische Polyarthritis kann mit der richtigen Ernährung gut behandelt werden.

Entzündungen lindern

In den letzten Jahren ist viel über Entzündungsvorgänge geforscht worden. Heute weiß man: Durch äußere Reize, aber auch durch „Fehlsteuerung" des Immunsystems können spezielle weiße Blutkörperchen aktiviert werden. Wenn sie erhöht sind, deutet das fast immer auf eine Entzündung im Körper hin. Über eine Reaktionskette wird dann aus der Zellwand Arachidonsäure freigesetzt, die wiederum zu Entzündungs-Vermittlerstoffen (Prostaglandine, Leukotrine) umgewandelt wird. So kommt es zu den Zeichen der Entzündung wie Schmerz, Schwellung, Überwärmung. Arachidonsäure kommt überall im Körper vor. Der menschliche Stoffwechsel kann sie aus pflanzlicher Linolsäure selbst herstellen, kann sie aber auch mit der Nahrung in Form tierischer Nahrungsmittel aufnehmen. Besonders reich an Arachidonsäure sind Fleisch, Eigelb und Milchfett. Eine entsprechend angepasste Ernährung stellt daher dem Organismus weniger Arachidonsäure zur Verfügung, damit steht weniger Ausgangssubstanz für mögliche Entzündungsreaktionen zur Verfügung.

!

Arachidonsäure kommt überall im Körper vor.

Eine andere Möglichkeit, Entzündungen zu lindern, ist die Zufuhr von „Konkurrenten" der Arachidonsäure, die deren Umwandlung zu Entzündungsstoffen hemmen. Als solcher Stoff gilt die Eicosapentaensäure, eine Omega-3-Fettsäure, die in Fischöl vorkommt.

Chemische Reaktionen, wie die Umwandlung der Arachidonsäure in Entzündungsstoffe, können durch sogenannte Antioxidantien gehemmt werden. Bekannte Antioxidantien sind Vitamin C und Vitamin E. Auch das Spurenelement Selen ist Bestandteile dieser Antioxidantien.

ARACHIDONSÄURE IN LEBENSMITTELN	mg/100 g
Schweineschmalz	1700
Schweineleber	460
Eigelb	210
Leberwurst	200
Hähnchenfleisch	170
Butter	110
Ei	60
Karpfen	60
geräucherte Makrele	60
Kalbfleisch	50
gekochter Schinken	50
Emmentalerkäse, 45 % F. i. Tr.	30
Edamerkäse, 45 % F. i. Tr.	28
Camembert, 45 % F. i. Tr.	22
Forelle	20
Kabeljau	20
Milch, 3,5 % Fett	4
Joghurt, 1,5 % Fett	2
Kartoffeln, Obst, Gemüse, Nüsse	0
Sojaprodukte	0
Pflanzliche Fette und Öle	0

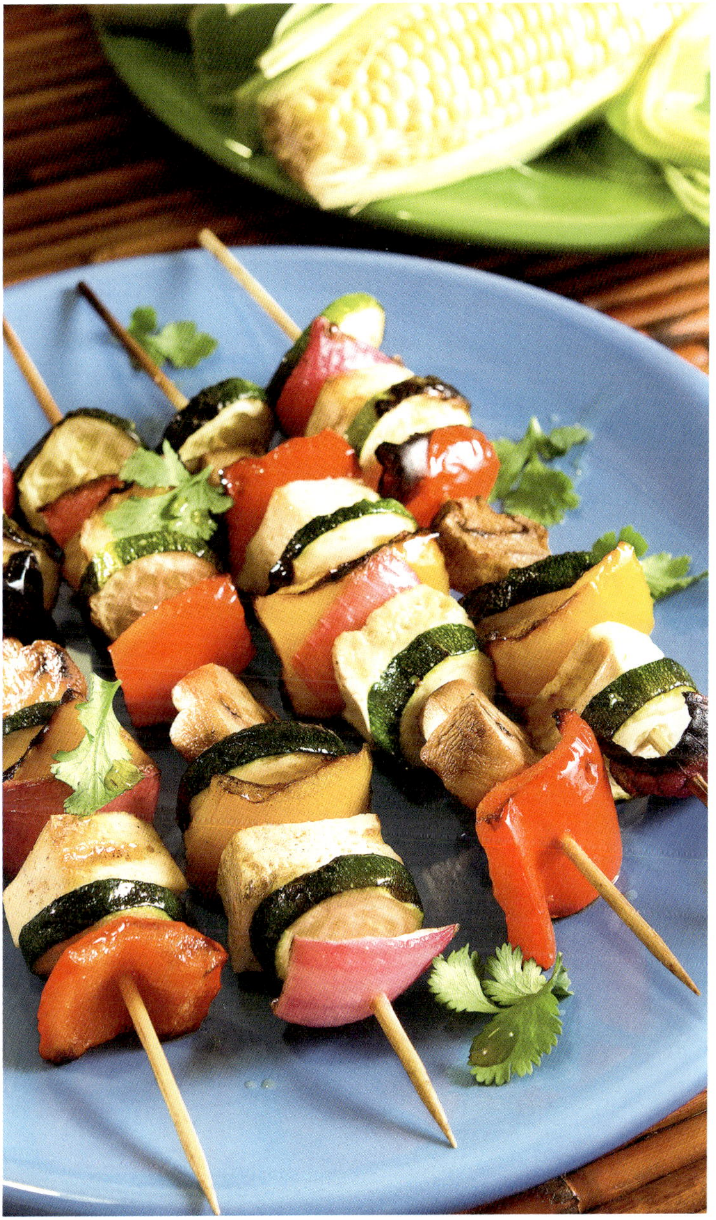

Sojaprodukte und Gemüse sind ein sehr guter Fleischersatz. Sie enthalten hochwertiges pflanzliches Eiweiß und keine Arachidonsäure.

!

Vitamin E verringert die Bildung entzündungsfördernder Substanzen.

Vitamine und Mineralstoffe

Durch den chronischen Entzündungsprozess hat der Körper einen erhöhten Bedarf an Antioxidantien, Vitaminen und Spurenelementen, die einen entzündungshemmenden Effekt haben.

Bei der Hälfte der von rheumatoider Arthritis betroffenen Menschen ist der Vitamin-E-Spiegel zu niedrig. Da Vitamin E die Bildung entzündungsfördernder Substanzen verringert, wird für Rheumakranke eine erhöhte Zufuhr empfohlen. Gesunde sollten täglich 14 bis 15 mg Vitamin E zu sich nehmen, Rheumakranke bis zu 400 mg täglich.

Pflanzliche Öle enthalten das für Rheumakranke wertvolle Vitamin E.

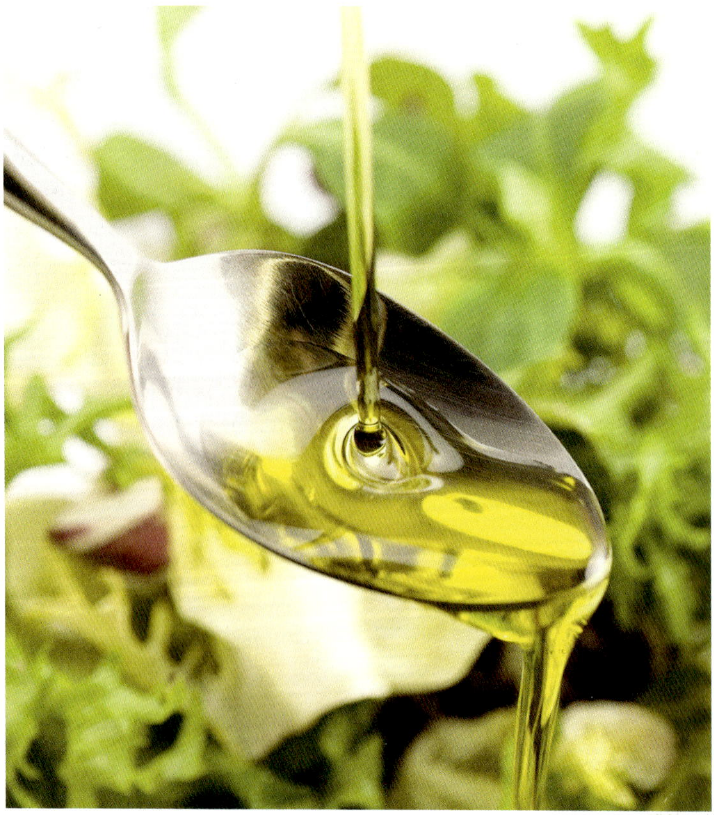

VITAMIN E IN LEBENSMITTELN	mg/100 g
Weizenkeimöl	155
Sonnenblumenöl	61
Pflanzliche Öle, Linolsäure 30–60 %	61
Distelöl	44
Sonnenblumenkerne	37
Haselnüsse	26
Mandeln	26
Maiskeimöl	26
Palmkernfett	26

Auch Vitamin C wirkt antioxidativ. Bei rheumatoider Arthritis reduziert es, zusammen mit Selen, das Vorkommen oxidierter Vitamin-E-Radikale. Einmal verwertetes, unwirksames Vitamin E wird in seine wirksame Form zurückgeführt. Gesunde sollten täglich 100 mg Vitamin C zu sich nehmen, Rheumakranke mindestens 200 mg täglich.

!

Vitamin C wirkt antioxidativ.

VITAMIN C IN LEBENSMITTELN	mg/100 g
Hagebuttenmark	2060
Schwarze Johannisbeere	189
Rote Paprika	140
Grüne Paprika	139
Fenchel	93
Papaya	82
Blumenkohl	73
Kiwi	71
Erdbeere	65

!

Auch Selen wirkt antioxidativ.

Selen wirkt antioxidativ und hat so positive Effekte auf den Entzündungsprozess. Selen kommt leider vorwiegend in tierischen Nahrungsmitteln vor – die wegen der Arachidonsäure wenig empfehlenswert sind. Gesunde sollten täglich 50 bis 100 µg Selen zu sich nehmen, Rheumakranke 100 bis 200 µg täglich. Der Bedarf kann über Selentabletten, Fisch oder Nüsse gedeckt werden.

SELEN IN LEBENSMITTELN	µg/100 g
Kokosnuss	810
Steinpilz	184
Bückling	140
Hummer	130
Weizenkeime	110
Paranuss	100
Bierhefe	90
Thunfisch	82
Garnele	63

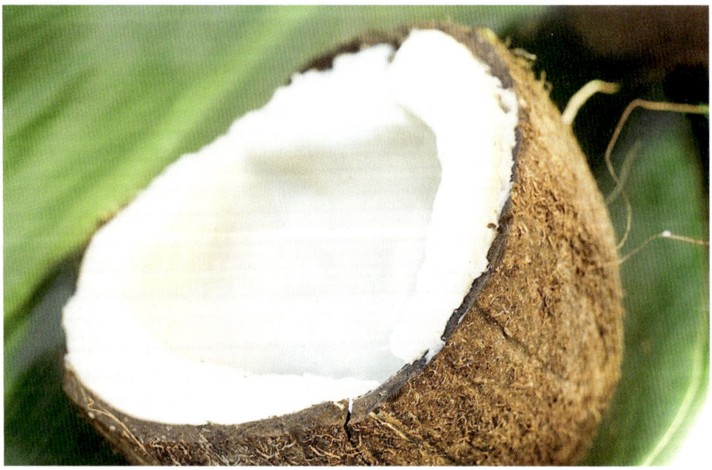

Kokosnüsse haben einen hohen Gehalt an Selen.

Omega-3-Fettsäuren: Gegenspieler der Arachidonsäure

Eine Ernährung, die arm an Arachidonsäure und reich an Omega-3-Fettsäuren ist, hemmt die Bildung von körpereigenen Stoffen, die eine Entzündungsreaktion des Körpers einleiten oder aufrechterhalten. In Pflanzenölen wie Walnuss-, Raps-, Lein- oder Sojaöl kommen Omega-3-Fettsäuren vor, die im Körper zu einer solchen „Arachidonsäure-Konkurrenz" umgewandelt werden können. Besonders viel des gesunden Fettes enthalten fettreiche Fischsorten. Das ist auch der Grund dafür, warum sie trotz ihres hohen Gehalts an Arachidonsäure nicht in Ihre Berechnungen mit einfließen. Zusätzlich reduzieren Omega-3-Fettsäuren die Bildung von Arachidonsäure im Stoffwechsel.

!

Omega-3-Fettsäuren hemmen die Entzündungsreaktionen.

OMEGA-3-REICHE LEBENSMITTEL	mg/100 g
Lebertran	8,6
Kaviar	1,8
Schwarzer Heilbutt, geräuchert	1,5
Matjeshering, gesalzen	1,5
Thunfisch, gebraten oder Fischzuschnitt	1,2
Sprotte, geräuchert	1,1
Sprotte, frisch	1,0
Bückling	1,0
Makrele, frisch, gegart oder Fischzuschnitt	0,9

Da bestimmte Algen reich an Omega-3-Fettsäuren sind, enthalten auch bestimmte Fische reichlich Omega-3-Fettsäuren. Das trifft aber nur zu, wenn die Fische wirklich Seetang aufgenommen haben. Die rheumagesunden Fettsäuren sind daher reichlich in Kaltwasserfischen, die Algen fressen, enthalten, da diese die Zellwände auch bei niedrigen Temperaturen geschmeidig halten und das Verklumpen des Blutes bei niedrigen Temperaturen verhindern.

!

Fisch ist ein wertvoller und wichtiger Bestandteil Ihrer Ernährung.

Gesunde wie Rheumakranke sollten täglich 250 mg Omega-3-Fettsäuren zu sich nehmen. Erwachsene können dies mit 1 bis 2 Esslöffeln Rapsöl erreichen. Eine Portion Fettfisch sollte einmal pro Woche auf dem Speiseplan stehen.

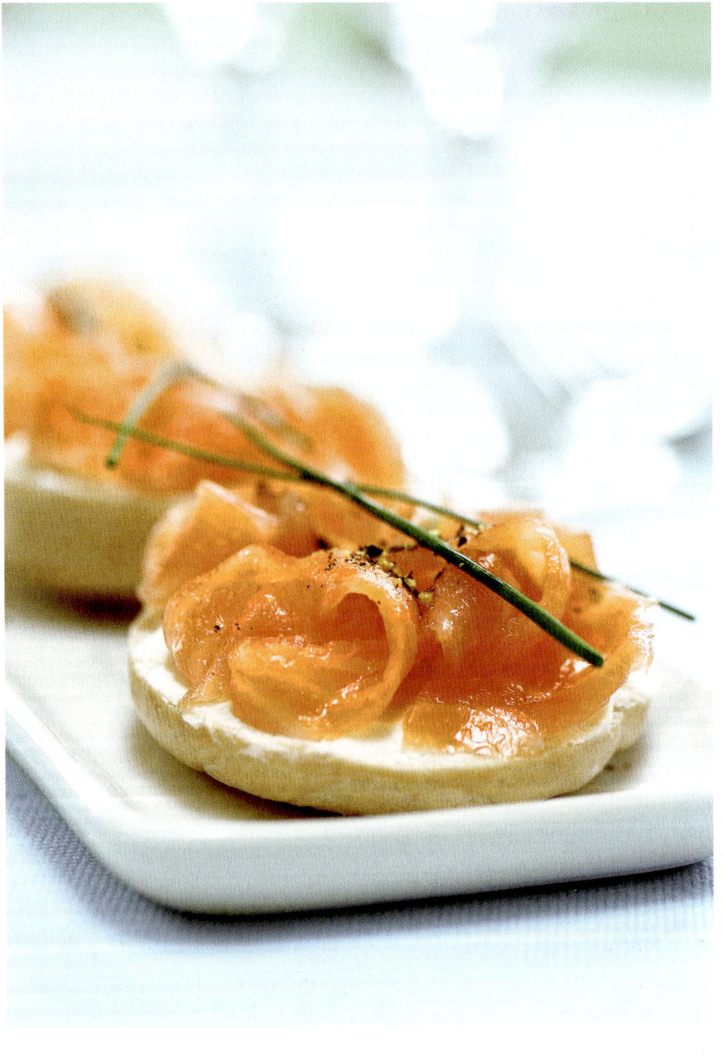

Fettreiche Fische sind reich an den wichtigen Omega-3-Fettsäuren.

Einfluss von Linolsäure

Die Linolsäure ist eine essentielle Omega-6-Fettsäure. Bei einer rheumagerechten Ernährung wirkt sich neben der Arachidonsäurearmut der hohe Gehalt an der mehrfach ungesättigten Linolsäure positiv aus.

Die untenstehende Tabelle zeigt, dass viele Lebensmittel – insbesondere Fette – sehr reich an Linolsäure sind. Das gilt insbesondere für Distelöl, Sonnenblumenöl und Traubenkernöl, Diätmargarinen und Nüsse. Trotzdem ist es nicht sinnvoll, täglich mehr als 20 Gramm Speiseöl und 20 Gramm Aufstrichfett zu verwenden. Auch größere Mengen Nüsse und Samen sollten gemieden werden.

!

Fettsäuren steuern die Entzündung. Omega-3-Fettsäuren sind entzündungshemmend und Arachidonsäure ist entzündungsfördernd.

LINOLSÄUREREICHE LEBENSMITTEL	mg/100 g
Distelöl	73,9
Traubenkernöl	69,2
Sonnenblumenöl	61,0
Walnussöl	57,3
Maiskeimöl	54,3
Weizenkeimöl	54,2
Sojaöl	49,5
Sesamöl	41,4
Margarine, Linolsäure >50 % Fett	41,1

Fleisch, Wurst und Käse sind nicht völlig verboten

Auch wenn viele tierische Produkte die für Rheumatiker schädliche Arachidonsäure enthalten, gilt der Satz: „Alle Dinge sind Gift und nichts ist ohne Giftigkeit; allein die Dosis macht, dass ein Ding ein Gift ist.“ Dieser von Paracelsus stammende Ausspruch lässt sich für Rheumatiker wie folgt interpretieren:

- Essen Sie maximal ein bis zwei kleine und fettarme Fleischmahlzeiten pro Woche. Eine Fleischmahlzeit ist dann klein, wenn sie nicht mehr als 100 Gramm Rohgewicht an Fleisch enthält. Ideal sind auch Hackfleischgerichte, denn in den Hackfleischteig können Sie beispielsweise arachidonsäurefreie Karottenraspel oder auch Quark geben. So „verlängern" Sie den Hackfleischteig.
- Wählen Sie arachidonsäurearme Produkte aus und meiden Sie Innereien, denn diese sind für Sie besonders schädlich.
- Zweimal pro Woche dürfen Sie Wurst oder Käse essen. Wählen Sie einen Käse mit maximal 30 % F. i. Tr. aus. Besonders fettarm sind Hüttenkäse oder Harzer Käse. Wurst enthält immer mehr Arachidonsäure als fettarmer Käse und sollte daher nur einmal pro Woche möglichst in Form von gekochtem Schinken, Putenbrust, fettarmer Aspikwurst oder Corned beef auf dem Speiseplan stehen. Versuchen Sie häufiger Fisch auf Brot zu essen. Dafür eigenen sich Hering, geräucherte Makrele, Forelle oder Aal. Lecker ist auch Hering in Tomatensauce oder Tunfisch aus der Dose. Damit erhöhen Sie gleichzeitig die Zufuhr von Omega-3-Fettsäuren.

!

Zweimal pro Woche sind Wurst und Käse erlaubt.

Lacto-vegetarische Kost

Rheumatologen und Ernährungswissenschaftler empfehlen für Rheumatiker eine lacto-vegetarische, fischangereicherte Kost. Das Wort „lacto" steht für Milch und Milchprodukte. Das Wort „vegetarisch" für Lebensmittel pflanzlichen Ursprungs. Diese Ernährung besteht zum größten Teil aus pflanzlichen Lebensmitteln, lässt außerdem Milch und Milchprodukte fettarmer Art und Fisch zu. Fleisch, Eier und fettreiche Milchprodukte – wie Sahne oder fetter Käse – werden weitestgehend ausgeklammert.

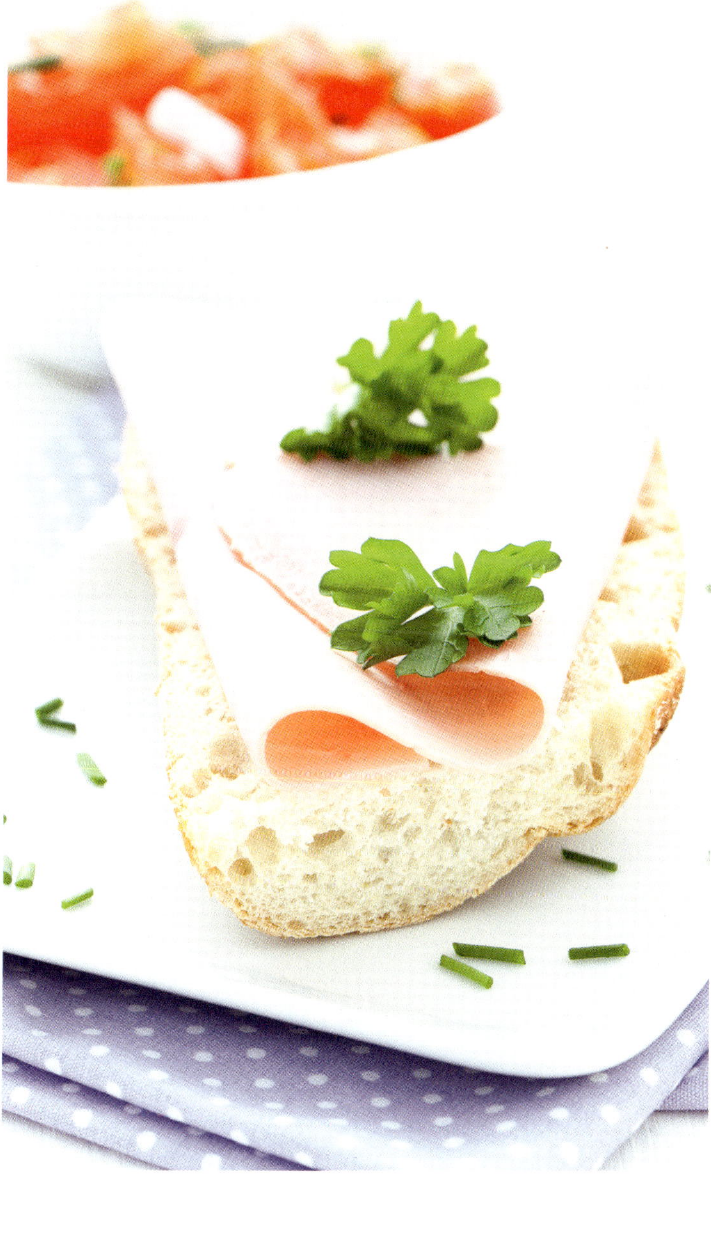

Wurst und Fleisch – die Dosis macht's: Nicht mehr als einmal pro Woche und möglichst fettarm.

!

Vitamin D und Kalzium beugen Osteoporose vor.

Osteoporose vorbeugen

Vitamin D und Kalzium sind weniger für die Behandlung rheumatischer Gelenkentzündungen von Bedeutung. Eine ausreichende Zufuhr dieser Nahrungsbestandteile ist aber wichtig zur Vorbeugung einer Osteoporose, wie sie bei rheumatischen Gelenkerkrankungen häufiger auftreten kann, insbesondere dann, wenn eine Dauerbehandlung mit Hydrocortison erforderlich ist.

Empfohlen wird eine tägliche Zufuhr von Kalzium in einer Menge von 1000 bis 1500 mg. Zur Orientierung: Ein halber Liter Milch enthält ungefähr 500 mg Kalzium.

Vitamin D wird nicht nur mit der Nahrung aufgenommen, sondern auch bei Sonnenbestrahlung gebildet. Besteht ein erhöhtes Osteoporose-Risiko oder ein Mangel an Sonnenbestrahlung, ist eine zusätzliche Zufuhr von Vitamin D zur Nahrung sinnvoll.

KALZIUM IN LEBENSMITTELN	mg/100 g
Parmesan, 36 % Fett	1178
Emmentalerkäse, 45 % Fett	1029
Gouda, 45 % Fett	820
Edamerkäse, 30 % Fett	800
Mozzarella	632
Mandeln	252
Haselnüsse	226
Sojabohne	201
Vollmilch	120
Joghurt, 3,5 % Fett	120

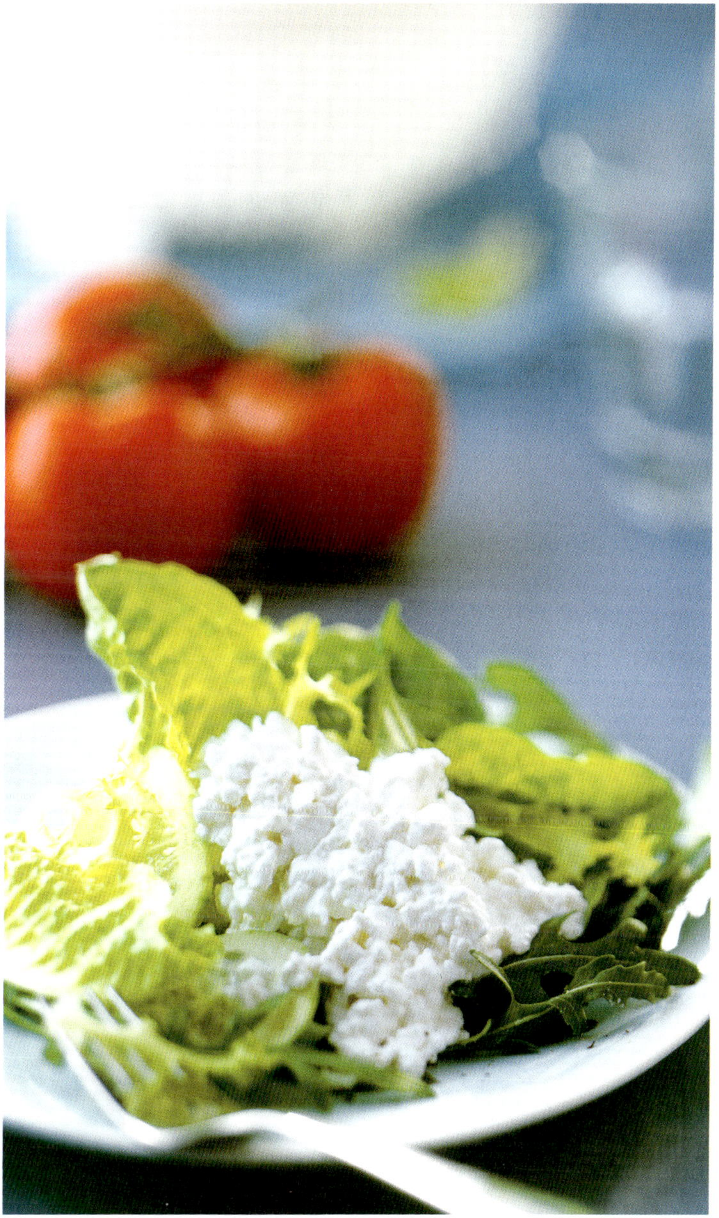

Hüttenkäse ist besonders fettarm und liefert dem Körper Kalzium.

VITAMIN D IN LEBENSMITTELN	µg/100 g
Lebertran	300
Hering	27
Lachs	22
Aal	20
Sardine	11
Forelle	7
Thunfisch	6
Avocado	5
Ei	3
Käse	1–3

Nahrungsmittelunverträglichkeiten und Entzündungen

Manche Rheumatiker berichten über eine Verstärkung der Schmerzen nach dem Verzehr beispielsweise von Nüssen, Getreideprodukten, Schweinefleisch oder Milch. Diese Unverträglichkeiten kommen nicht bei allen Patienten vor, müssen aber ernst genommen werden. In diesen Fällen ist es notwendig, die entsprechenden Lebensmittel vollständig wegzulassen.

!

Unverträglichkeiten treten sehr individuell auf.

Fasten bei Rheuma?

Heute rät man eher vom Fasten ab, da wichtiges körpereigenes Eiweiß abgebaut und die Versorgung mit Nährstoffen, Vitaminen und Spurenelementen verschlechtert wird.

Einige Patienten berichten allerdings von einer Besserung des Gelenkschmerzes während des Fastens. Während des Fastens steht der Körper unter Stress, dadurch wird vermehrt körpereigenes Kortisol ausgeschüttet, was diesen Effekt bedingen kann. Eine andere Erklärung besagt, dass es unter Fasten zum starken

Abfall der Arachidonsäurekonzentration und dadurch zu einer verminderten Bildung von Entzündungsvermittlern kommt. Dadurch gehen Entzündung und Schmerz zurück. Wird nach dem Fasten wieder normal gegessen, kehren die Beschwerden zurück.

Eine langfristigere Besserung des Gelenkschmerzes tritt bei überwiegend vegetarischer Kost, unter Einplanung von Fisch und fettarmen Milchprodukten, ein.

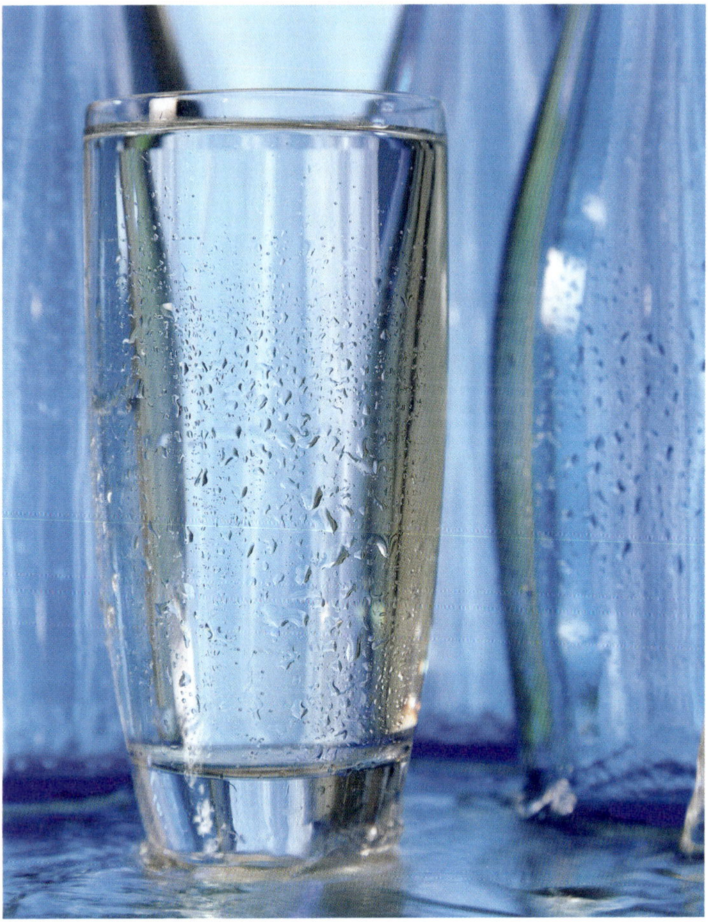

Fasten hilft in der Regel nur kurzfristig.

Die wichtigsten Ernährungsregeln auf einem Blick

- **Essen Sie wenig Fleisch:** Essen Sie wenig Fleisch und Wurst, da das enthaltene Fett reich an Arachidonsäure ist. Bevorzugen Sie fettarme Sorten.
- **Tierische Fette wie Butter stark reduzieren:** Verwenden Sie Pflanzenöle sowie Koch-, Back- und Streichfette, die reich an Vitamin E und Omega-3-Fettsäuren sind (beispielsweise Raps- oder Sojaöl).
- **Reduzieren Sie den Verzehr von Eiern:** Nicht mehr als zwei Eigelb pro Woche essen.
- **Zwei Fischmahlzeiten pro Woche:** Bevorzugen Sie Fische wie Lachs, Makrele und Hering, die besonders viel Omega-3-Fettsäuren enthalten.
- **Stellen Sie pflanzliche Lebensmittel in den Mittelpunkt Ihrer Ernährung:** Essen Sie viel frisches Obst und Gemüse (Vitamin A und C). Verwenden Sie für Salate außerdem Keimöl, da es viel Vitamin E enthält.
- **Setzen Sie reichlich Getreideprodukte und öfter Hülsenfrüchte auf Ihren Speiseplan:** Sie enthalten z. B. Selen und reichlich Ballaststoffe.
- **Trinken Sie nur wenig Alkohol:** Alkohol kann die Entzündung verstärken und den Knochenabbau fördern.
- **Trinken Sie einen halben Liter fettarmer Milch pro Tag:** Zur Vorbeugung von Osteoporose eignen sich außerdem fettarmer Joghurt oder Magerquark.
- **Bewegen Sie sich an der frischen Luft:** Eine halbe Stunde pro Tag trägt maßgeblich zur Vitamin-D-Bildung bei und beugt ebenfalls einer Osteoporose vor.

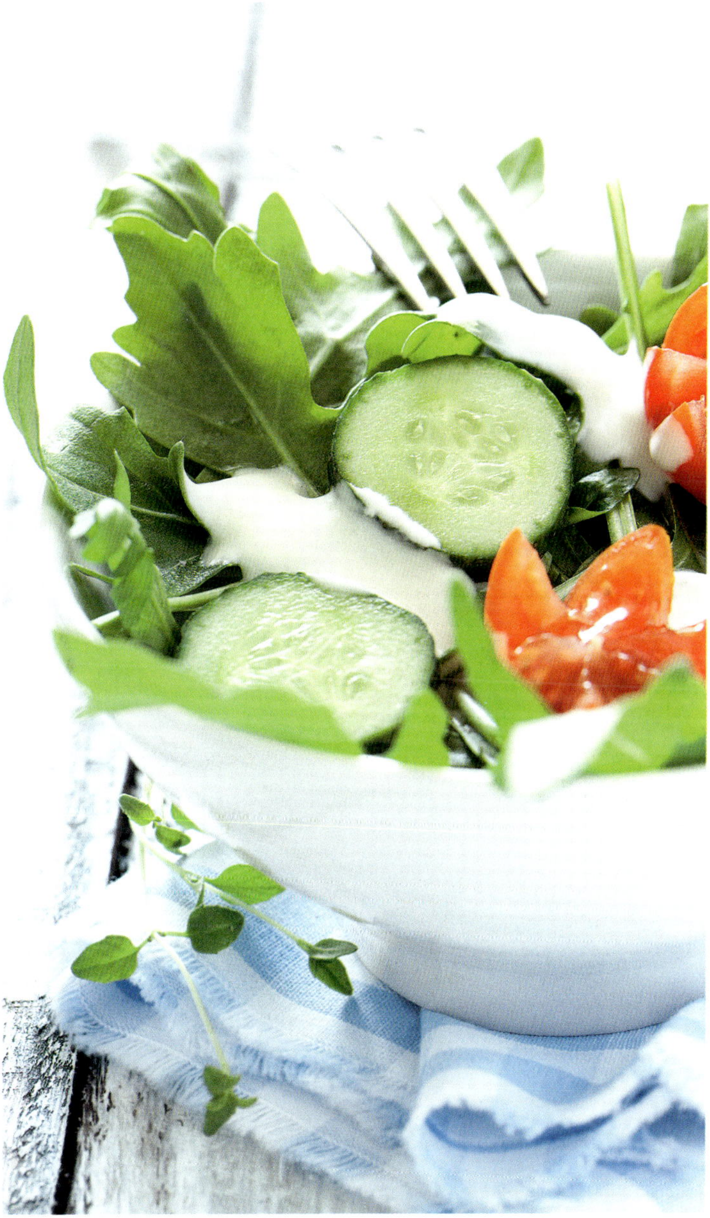

Stellen Sie pflanzliche Lebensmittel in den Mittelpunkt Ihrer Ernährung.

Hinweis

Der Beispielplan enthält:
2000 Kcal
105 g Eiweiß
59 g Fett
253 g KH
48 g Ballaststoffe
394 mg Vit C
36 mg Vit E
1083 mg Kalzium
400 mg Omega-3
50 g Arachidonsäure

Tagesplan für Rheumatiker

Dieser Beispielplan eignet sich für Patienten mit akut oder chronisch entzündlicher rheumatischer Erkrankung. Im Vergleich zur „Normalkost“, die in der Regel 200 bis 400 mg Arachidonsäure liefert, kann er mit 50 g als streng arachidonsäurearm bezeichnet werden. Durch zwei kleine Fischportionen enthält er rund 400 mg Omega-3-Fettsäuren, die die Entzündung hemmen. Der reichliche Gehalt an antioxidativen Mikronährstoffen (Vitamin C, Vitamin E, Selen) bremst zusätzlich die Entzündung.

FRÜHSTÜCK

Vollkornbrötchen mit Himbeerkonfitüre und Kiwi

- 1–2 Vollkornbrötchen
- 1–2 TL Pflanzenmargarine
- 1–2 EL Himbeerkonfitüre
- 1 Kiwi
- dazu 2 Tassen Kaffee oder Tee (250 ml) mit fettarmer Milch

ZWISCHENMAHLZEIT

Obstquark

- 100 g Magerquark, etwas Mineralwasser zum Glattrühren
- ½ Banane
- 1 Mandarine
- Zitronensaft
- etwas Zimt, Zucker oder Süßstoff
- dazu 2 Gläser kalziumreiches Mineralwasser (500 ml)

MITTAGESSEN

Makrelenfilet im Gemüsebett (Seite 88)

- dazu 2 Tassen Tee oder Kaffee (250 ml) mit fettarmer Milch

ZWISCHENMAHLZEIT

1 Stück Aprikosen-Quark-Torte (Seite 136)

- dazu 2 Tassen Tee oder Kaffee (250 ml) mit fettarmer Milch

ABENDESSEN

Vollkornbrot mit Fisch-Gemüse-Aspik (Seite 116)
Hirsebeilage (Seite 92)
Rettichsalat

- 1–2 Scheiben Sonnenblumenvollkornbrot
- 1–2 TL Pfanzenmargarine
- 1 Scheibe Fisch-Gemüse-Aspik
- Rettichsalat: 100 g Rettich, 50 g Möhre, 4 Cocktailtomaten, 1 TL Maiskeimöl, 1 TL Zitronensaft, Salz, Pfeffer, reichlich frische Kräuter, 1 TL Sonnenblumenkerne, trocken geröstet
- dazu 2 Tassen Tee (250 ml) mit fettarmer Milch

ZWISCHENMAHLZEIT

1 Orange oder Grapefruit

- dazu 2 Gläser kalziumreiches Mineralwasser (500 ml)

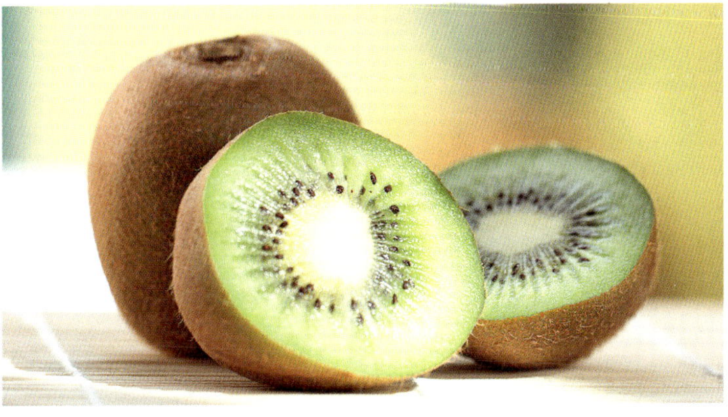

Kiwis enthalten viel Vitamin C, das entzündungshemmend wirkt.

15 Tipps für das tägliche Leben

1 Essen Sie mittags überwiegend vegetarisch, zum Beispiel eine bunt gemischte Gemüseplatte mit frischem Blattspinat, Karotten, einer Knoblauch-Grilltomate oder gedünstetem Champignon-Zwiebel-Gemüse. Als Beilage eignet sich Naturreisrisotto oder getoastetes Vollkornbrot.

2 Trinken Sie täglich mindestens 2 Liter kalorienarme oder -freie Getränke wie Mineralwasser, Light-Getränke, Tee, Kaffee oder stark verdünnte Fruchtsäfte. Gemüsesäfte, wie beispielsweise Karotten- oder Tomatensaft, sind kalorienarm und reich an wichtigen Vitaminen und Mineralstoffen.

3 Grillpartys sind für Rheumatiker bedenklich, denn Fleisch und Alkohol treffen aufeinander. In aromatischen Pflanzenölen eingelegtes Gemüse, gegrillte Fisch-Gemüse-Spieße oder eine Folienkartoffel mit Knoblauchquark liefern nicht nur Abwechslung, sondern gleichzeitig wenig Arachidonsäure.

4 Alkoholische Getränke sollten Sie am besten meiden, da sie die entzündlichen Prozesse im Organismus fördern. Zu besonderen Anlässen können Sie nach Rücksprache mit Ihrem Arzt alkoholische Getränke wie Wein, Bier oder Sekt in kleinen Mengen (1 Glas) genießen. Bitte bedenken Sie die Wechselwirkungen von Alkoholika und Arzneimitteln.

5 Kartoffeln haben den Ruf, Dickmacher zu sein. Dies trifft allerdings nur auf Kartoffelgerichte zu, die fettreich zubereitet werden (wie Pommes frites, Kartoffelpuffer, Kroketten oder Bratkartoffeln). Probieren Sie einmal Kartoffelpüree mit frischen Kräutern oder Meerrettich, Pellkartoffeln mit leckerem Knoblauchquark oder unsere überbackenen Spinatkartoffeln (Rezept siehe Seite 91).

6 Gemüse oder frische Kräuter sind eine schmackhafte, arachidonsäurefreie Alternative zum üblichen Brotbelag. Ein Vollkornbrötchen mit Tomaten und frischem Basilikum wird auch Sie

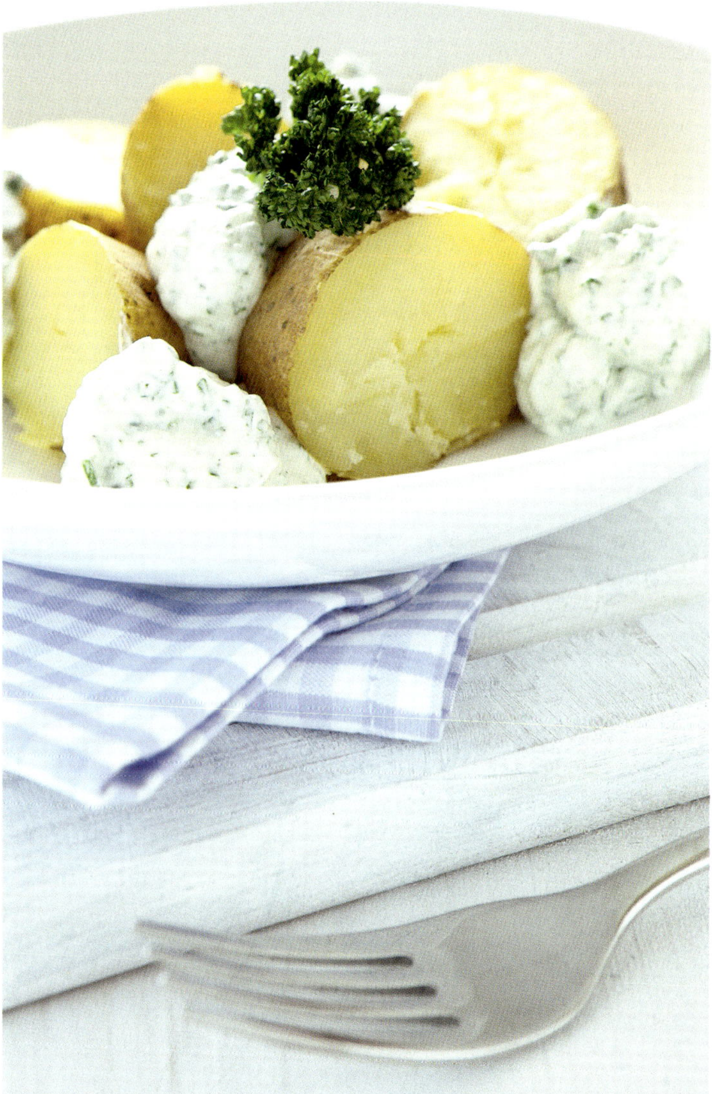

Pellkartoffeln mit Kräuterquark sind eine leckere und gesunde Alternative zu Fleischgerichten.

überzeugen. In Gemüse und Kräutern stecken zusätzliche Vitamine, Mineralstoffe und Ballaststoffe. Durch den Ballaststoffanteil sättigen sie besser; gleichzeitig können Sie durch knackige Salate Streichfett einsparen. Probieren Sie ein Eisbergsalatblatt oder fein geschnittene Gurkenscheiben anstatt Streichfett unter den Brotbelag.

7 Das optimale Frühstück für einen Rheumatiker ist ein Vollkornbrot oder -brötchen mit Quark und Marmelade. Gut schmecken auch Honig, Zuckerrübensirup und Apfel- oder Birnendicksaft. Im Gegensatz zu Wurst und Käse enthalten diese Brotbeläge keine entzündungsfördernde Arachidonsäure.

8 Salate schmecken erst mit einem aromatischen Dressing richtig gut. Fertigdressings enthalten oftmals Konservierungs-, Farb- und Aromastoffe sowie reichlich Fett und Arachidonsäure. Unsere beiden Grundrezepte können Sie beliebig durch aromatische Essigsorten variieren.

Essig-Öl-Marinade

1 EL Öl (Walnuss-, Leinsamen-, Raps-, Weizenkeimöl)
1 EL Essig
½ TL mittelscharfer Senf
½ kleine Knoblauchzehe
Pfeffer, Salz und viel frisch gehackte Kräuter

Joghurt-Marinade

2 EL Joghurt, Kefir, Dickmilch, 1,5 % Fett, oder Buttermilch
1 EL Zitronensaft
½ kleine Zwiebel
Pfeffer, Salz und viel frisch gehackte Kräuter

9 Geschmacksintensive frische Kräuter, Frühlingszwiebeln, Knoblauch und passende Gewürze können das Salz im Essen weitgehend ersetzen. Kräuter und Gewürze verbessern nicht nur

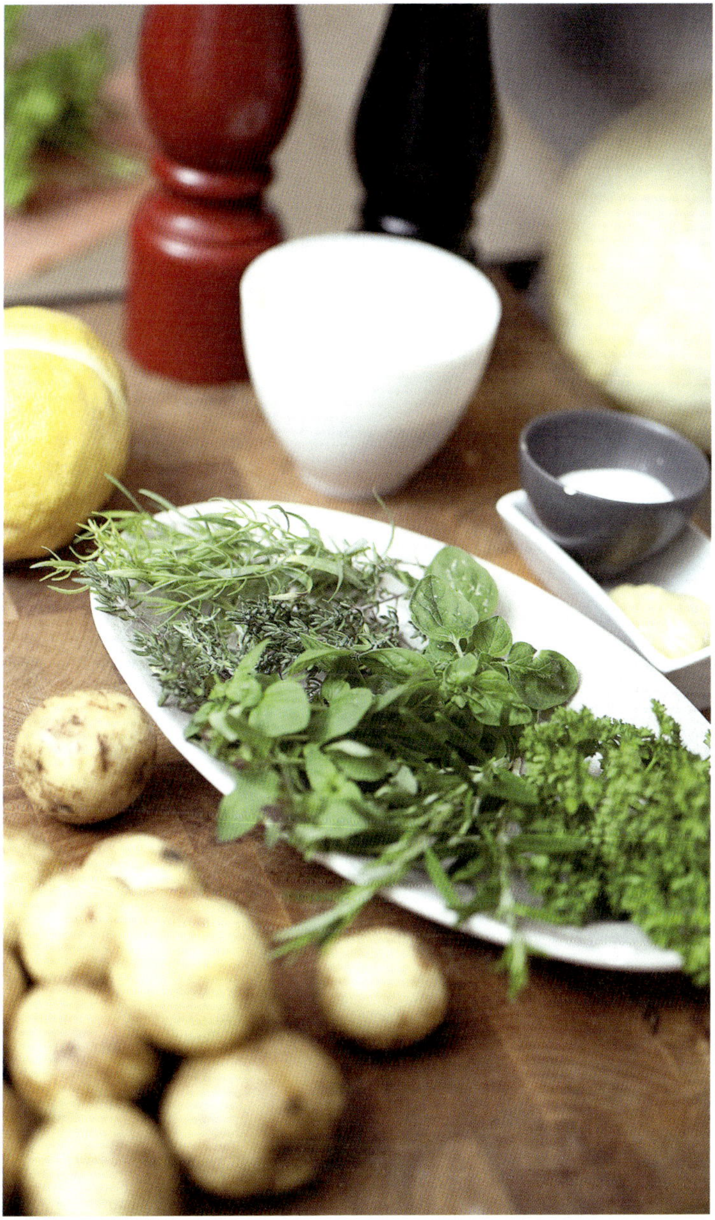

Kräuter und Gewürze verbessern nicht nur den Geschmack Ihrer Gerichte, sondern auch deren Verträglichkeit.

den Geschmack Ihrer Gerichte, sondern auch deren Verträglichkeit – denken Sie nur an die bewährte Kombination aus Weißkraut und Kümmel, der gegen Blähungen hilft. Oft erhalten Speisen erst durch das richtige Kraut und Gewürz den letzten Pfiff. Verstärken Sie das Aroma Ihrer Speisen auch durch Toasten, Grillen und Anrösten sowie die Verwendung von frischen Produkten.

10 Wenn Sie abnehmen möchten, eignet sich zum Süßen kalorienfreier Süßstoff. Süßstoffe sind gesundheitlich unbedenklich und regen auch nicht den Appetit an! Sogenannte Diabetikerzucker (Sorbit, Xylit, Isomalt oder Fruchtzucker) enthalten mit Ausnahme von Fruchtzucker nur halb so viele Kalorien wie Haushaltszucker.

11 Wenn es einmal schnell gehen soll und Sie keine Zeit haben, arachidonsäurearme pflanzliche Aufstriche zuzubereiten, hilft der Gang in das Reformhaus. Hier finden Sie eine große Auswahl an pflanzlichen Aufstrichen und Pasten.

12 Verwenden Sie als Aufstrichfett arachidonsäurefreie, Vitamin-E-reiche Sonnenblumen-, Diät- oder Reformmargarine anstatt Butter oder Schmalz. Für Salate und als Koch- und Bratfett bieten sich unter anderem Soja-, Maiskeim-, Sonnenblumen-, Leinsamen- oder Nussöle an. Auf Frittierfette sollten Sie verzichten.

13 Eigelb ist sehr reich an Arachidonsäure, in vielen Rezepten ist das Ei aber eine wichtige Zutat. Arachidonsäurefrei sind Eiersatzprodukte, die Sie im Reformhaus erhalten. Die Verwendung dieser Produkte ist problemlos. Das Eiersatzpulver wird mit Wasser angerührt und wie Eier weiterverarbeitet. Anstatt Eierteigwaren können Sie arachidonsäurefreie Hartweizengrießnudeln essen.

14 Fischragout ist eine wohlschmeckende und arachidonsäurearme Alternative zu Gulasch oder Geschnetzeltem aus Schweine- oder Rindfleisch. Die im Fisch enthaltenen Omega-3-Fettsäuren hemmen die Entzündung im Körper und das im Seefisch enthaltene Jod beugt jodmangelbedingten Schilddrüsenerkrankungen vor. Ein Fischragout lässt sich außerdem in viel kürzerer Zeit herstellen als ein Gulasch aus Schweine- oder Rindfleisch. Rechnen Sie für eine Portion Fischragout 130 g Fischfilet, z. B. Kabeljau-, Schollen-, Lachsfilet oder Seelachs, und 200 g verschiedene Gemüsesorten.

15 Soja- und Tofuprodukte sind ein guter Fleisch- und Wurstersatz. Soja enthält hochwertiges Eiweiß, aber kein Cholesterin. Produkte aus dem Reformhaus enthalten reichlich Vitamine und Mineralstoffe und gleichzeitig keine Arachidonsäure. Verwenden Sie insbesondere Sojaprodukte, die mit Kalzium angereichert sind. Tofu lässt sich sehr einfach verarbeiten, beispielsweise zu Gulasch, Geschnetzeltem oder paniert zu „Schnitzeln“.

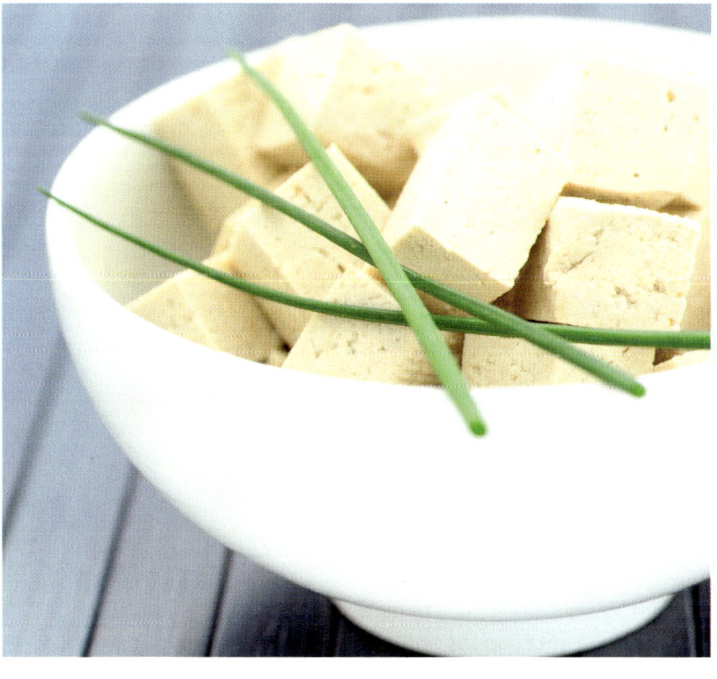

Tofu enthält hochwertiges Eiweiß, aber kein Cholesterin und lässt sich sehr einfach verarbeiten.

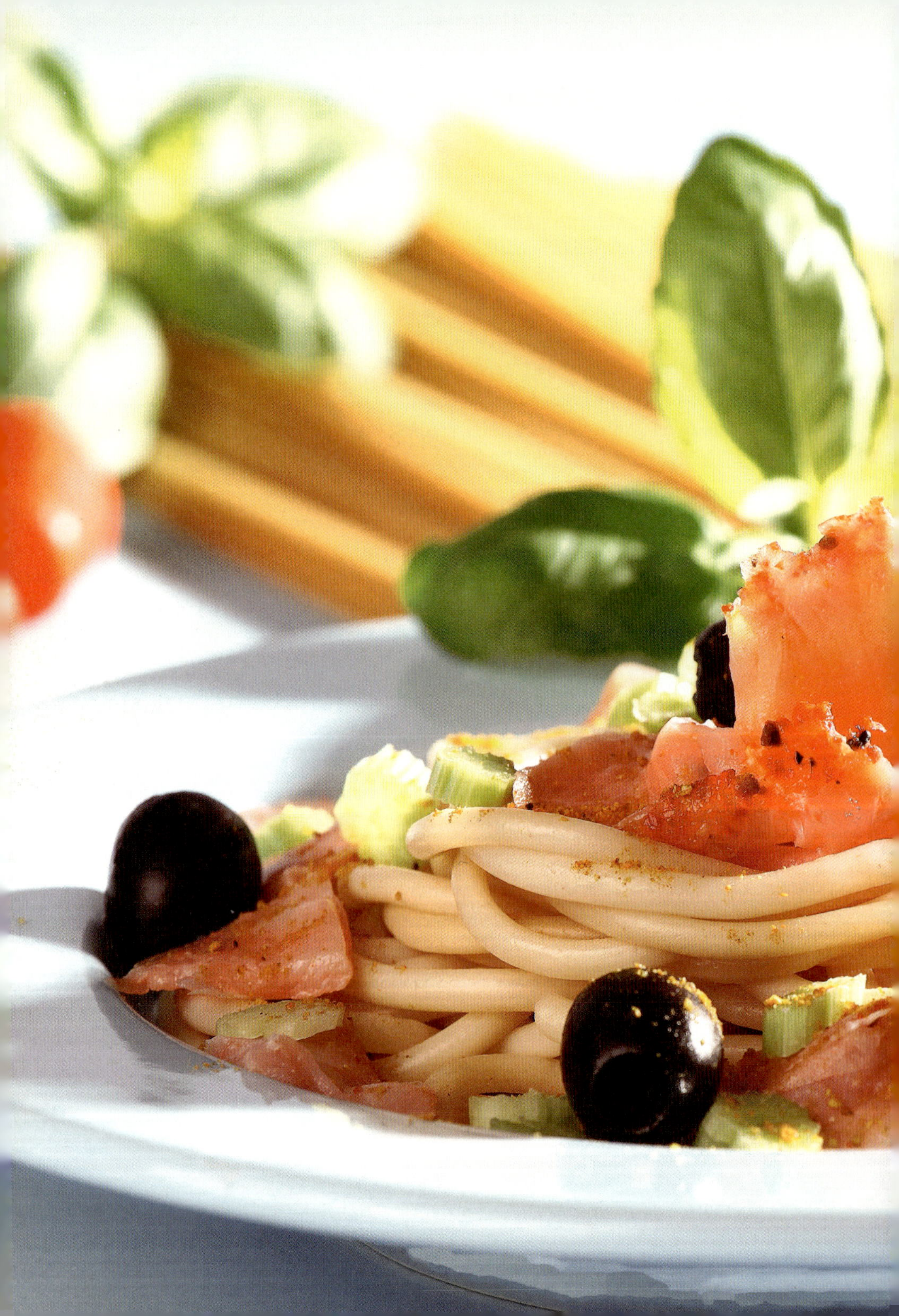

70 REZEPTE – LECKER ESSEN BEI RHEUMA

Mit der richtigen Ernährung lassen sich Rheumaschmerzen mindern, Gelenke entlasten und die Lebensqualität steigern. Der Abbau von Extra-Kilos schont die Gelenke, fettarme Milchprodukte und viel Gemüse beugen einem frühen Knochenabbau vor und die gesunden Fette aus Fisch und Pflanzenölen lindern den Entzündungsschmerz.

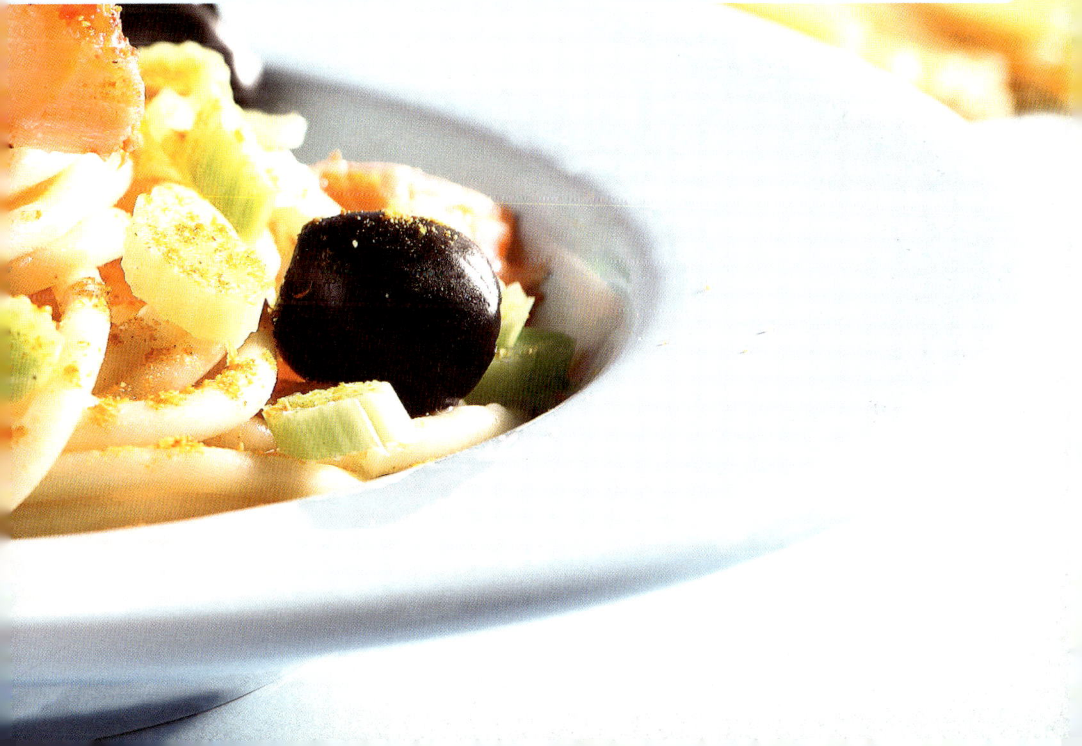

LECKERE FRÜHSTÜCKSIDEEN

Grapefruit-Orangen-Müsli

Vitamin- und mineralstoffreich

Zubereitungszeit: 15 Minuten
Quellzeit: 30 Minuten

Eine Portion enthält:

567 Kcal	14 g Ballaststoffe
23 g Eiweiß	194 mg Vit C
13 g Fett	2 mg Vit E
84 g KH	405 mg Kalzium

Zutaten für 2 Personen

2 Orangen
2 Grapefruits
50 g Bananenchips (getrocknete Bananen)
2 EL Rosinen
4 EL Vollkorn-Haferflocken
2 TL Sesamsamen
2 EL Weizenkleie
½ Becher Hüttenkäse, 20 % Fett
300 ml Milch, 1,5 % Fett
Vanillearoma, Zimt, Honig oder Süßstoff

Zubereitung

1 Die Orangen und die Grapefruits filetieren, mit dem freiwerdenden Saft marinieren und die Bananenchips dazugeben. Rosinen, Vollkorn-Haferflocken, Sesamsamen und Weizenkleie gut vermischen und zum Obst geben.

2 Den Hüttenkäse, Milch, Vanillearoma, Zimt und das Süßungsmittel vermischen und über das Müsli geben. Alle Zutaten gut vermischen und 30 Minuten im Kühlschrank quellen lassen.

TIPPS UND HINWEISE

Sesamsamen verleihen dem Müsli mehr Aroma, wenn sie vorher in einer beschichteten Pfanne trocken (ohne Fettzugabe) angeröstet werden.
Anstatt Hüttenkäse und Milch können Sie auch Kefir oder Buttermilch verwenden.
Zitrusfrüchte sind wasserreich und kalorienarm. Sie enthalten reichlich Antioxidantien, die gut für Rheumatiker sind, und liefern sekundäre Pflanzenstoffe, die Entzündungen hemmen.

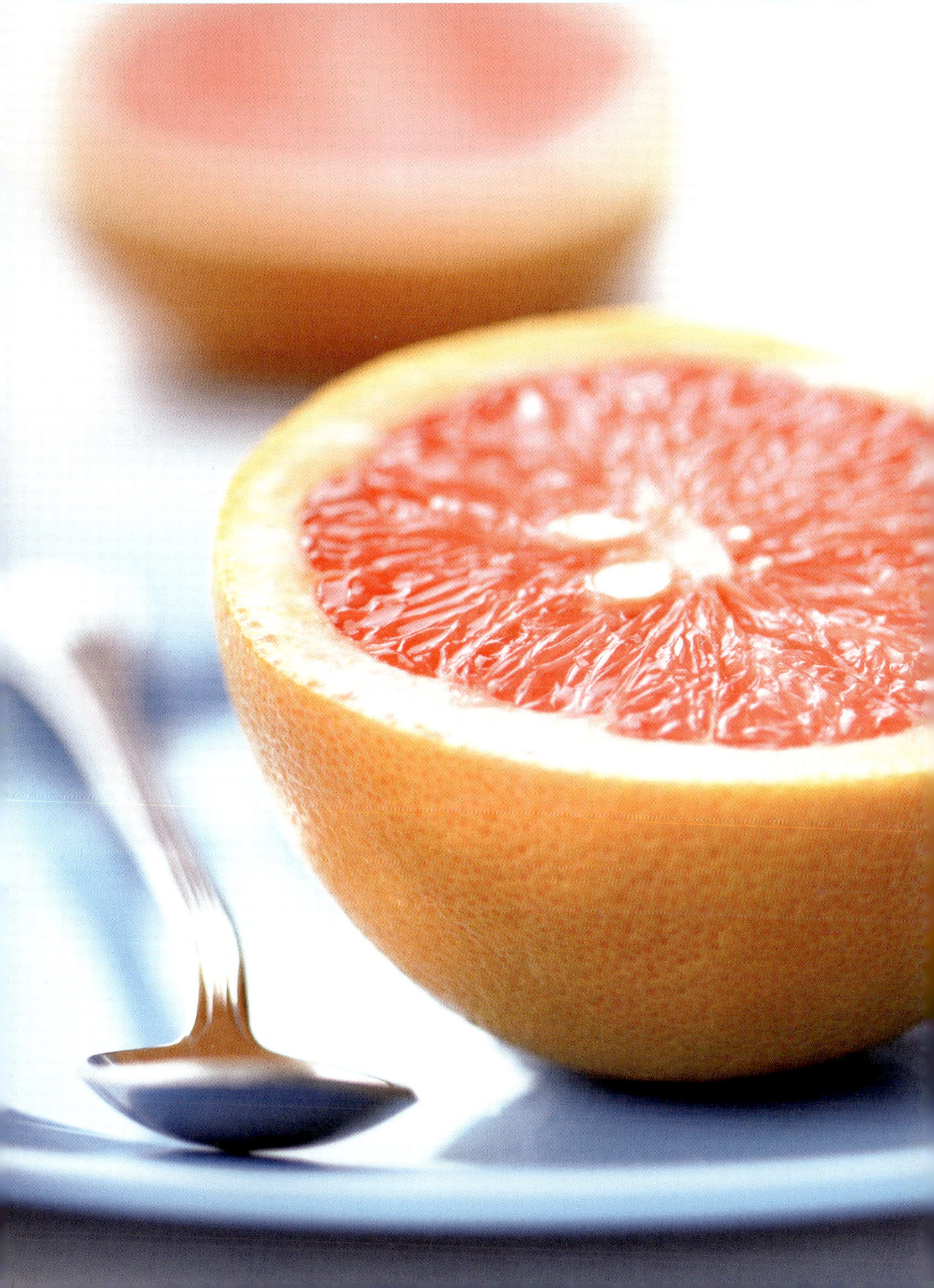

Birnenmüsli

Fruchtig mit Orangensaft

Zubereitungszeit: 15 Minuten
Quellzeit: 15 Minuten

Eine Portion enthält:

509 Kcal	9 g Ballaststoffe
15 g Eiweiß	52 mg Vit C
12 g Fett	1 mg Vit E
83 g KH	248,5 mg Kalzium

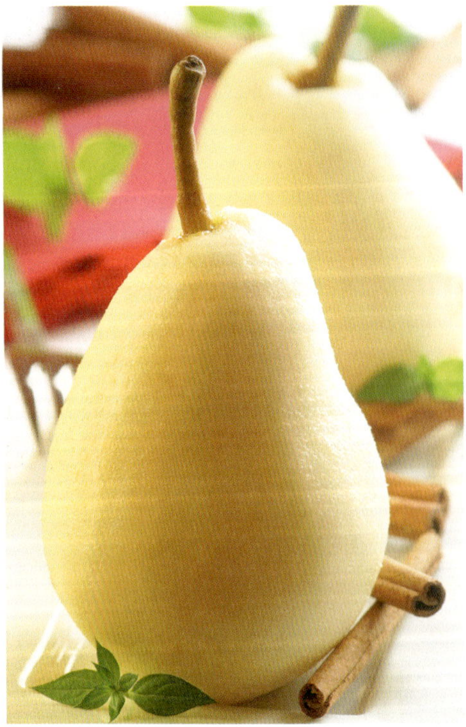

Zutaten für 2 Personen

2 Birnen
2 TL Zitronensaft
1 TL Walnussöl
2 Orangen
Zimt, Vanillearoma
6 EL Vollkorn-Haferflocken
2 EL Rosinen
300 ml fettarme Dickmilch
2 TL Zucker oder Süßstoff

Zubereitung

1 Birnen waschen, halbieren, entkernen, in kleine Würfel schneiden und mit Zitronensaft beträufeln. Öl erhitzen und die Birnen darin andünsten.

2 Orangen auspressen. Die Hälfte des Orangensaftes dazugeben und mit Zimt und Vanillearoma abschmecken.

3 Haferflocken und die Rosinen im Rest des Orangensaftes 15 Minuten quellen lassen.

4 Dickmilch mit Zucker oder Süßstoff verrühren und die abgekühlten Birnenstücke und die Haferflocken-Rosinen-Masse untermischen.

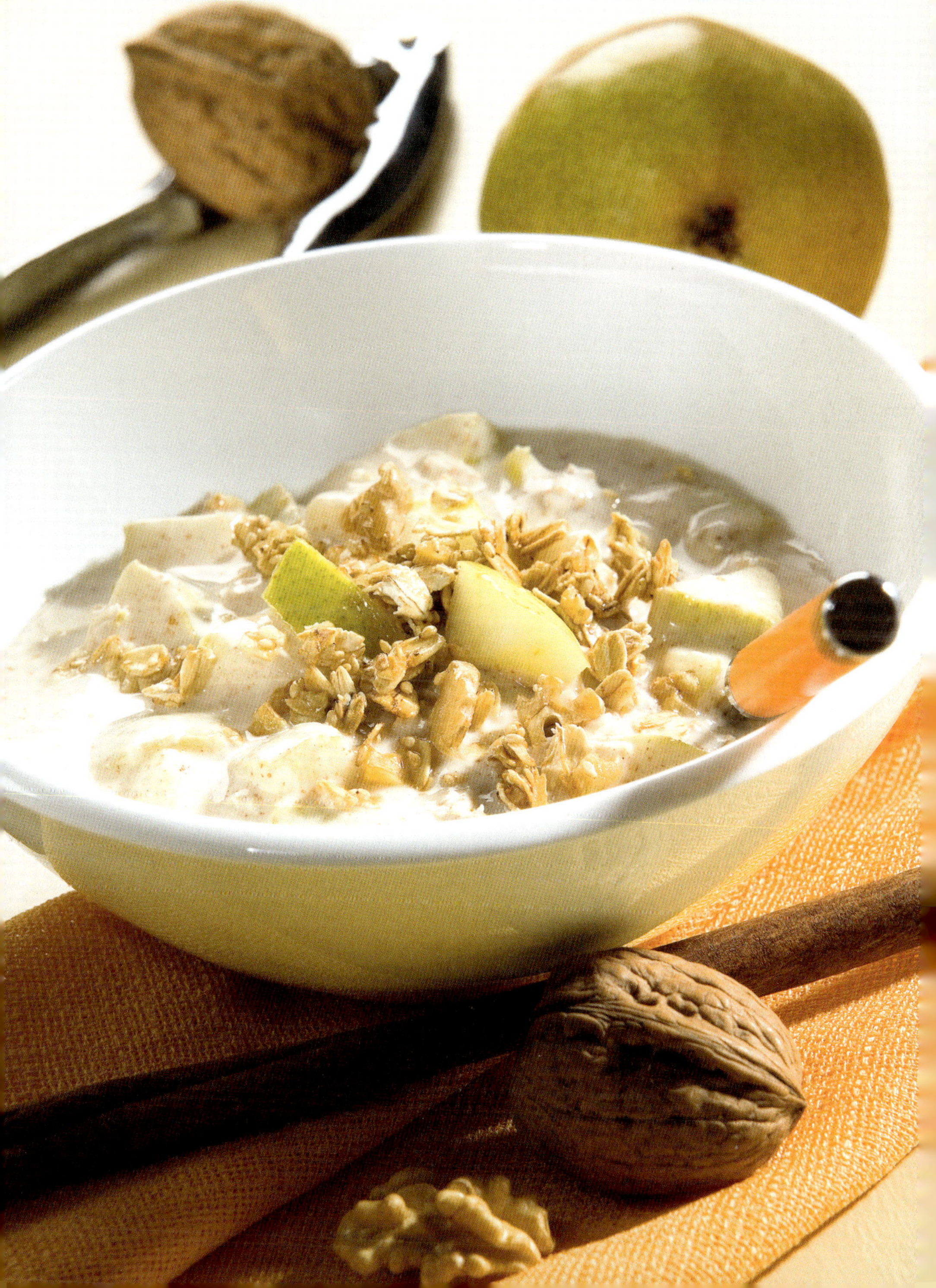

Frischkornmüsli

Braucht etwas mehr Zeit
(Weizen am Vorabend einweichen)

Zubereitungszeit: 10 Minuten
Quellzeit: 10 Stunden

Eine Portion enthält:

574 Kcal	16 g Ballaststoffe
29 g Eiweiß	18 mg Vit C
15 g Fett	5 mg Vit E
78 g KH	409,5 mg Kalzium

Zutaten für 2 Personen

- 8 EL grob geschroteter Weizen
- 300 ml fettarmer Kefir
- 6 getrocknete Pflaumen
- 2 EL Leinsamen
- 2 EL Haselnüsse
- 2 Äpfel
- 1 Becher Hüttenkäse, 20 % Fett
- 2 TL Zucker oder Süßstoff

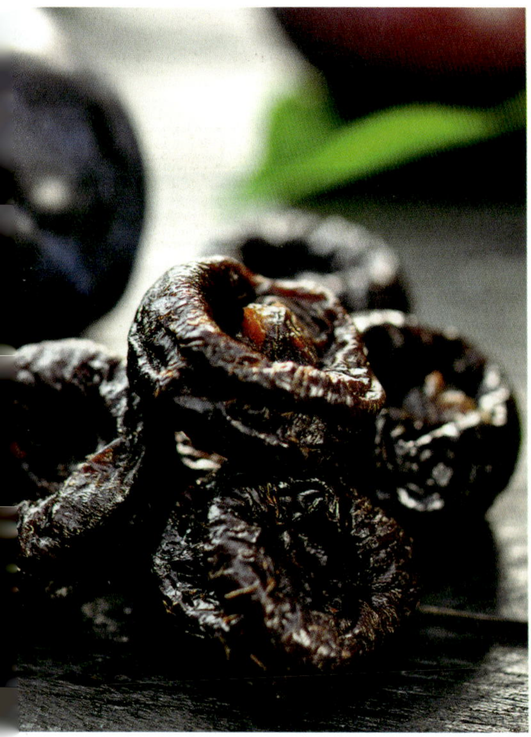

Zubereitung

1 Das Getreide in dem Kefir abgedeckt über Nacht im Kühlschrank quellen lassen.

2 Pflaumen zusammen mit Leinsamen und Nüssen grob hacken. Äpfel waschen, halbieren, entkernen und grob raffeln und sofort unter den Hüttenkäse rühren. Die restlichen Zutaten dazugeben und sofort servieren.

TIPPS UND HINWEISE

Getreide-Ballaststoffe sättigen hervorragend und senken auch den Cholesterinspiegel. Außerdem glätten sie Blutzuckerspitzen – das ist nicht nur gut für Diabetiker.

Vitales Obstfrühstück

Vitamin- und mineralstoffreich

Zubereitungszeit: 20 Minuten

Eine Portion enthält:

477 Kcal	18 g Ballaststoffe
14 g Eiweiß	341 mg Vit C
5 g Fett	3,5 mg Vit E
86 g KH	373,5 mg Kalzium

Zutaten für 2 Personen

½ Ananas
250 g schwarze Johannisbeeren
4 Kiwis
2 Äpfel
2 EL Zitronensaft
2 EL Zucker oder Süßstoff
etwas Zimt
6 Reisscheiben
400 ml Milch, 1,5 % Fett

Zubereitung

1 Die Ananas schälen und in mundgerechte Stücke schneiden, den Saft auffangen. Johannisbeeren verlesen, waschen und von den Stängeln zupfen. Kiwis mit einem Messer schälen und in Scheiben schneiden. Die Äpfel waschen, halbieren, entkernen und grob raffeln.

2 Das Obst mit Ananas-, Zitronensaft und Zucker oder Süßstoff abschmecken. Mit dem Zimt bestäuben und in zwei Dessertschüsseln füllen. Zusammen mit den Reisscheiben und der Milch servieren.

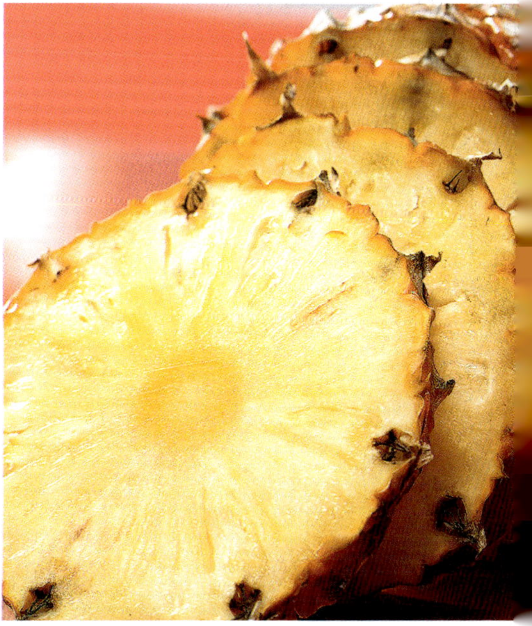

Kräuter-Paprika-Dip

Gut vorzubereiten, feurig-würzig

Zubereitungszeit: 10 Minuten

Das Rezept enthält:

108 Kcal	4 g Ballaststoffe
14 g Eiweiß	32 mg Vit C
1 g Fett	0,5 mg Vit E
11 g KH	

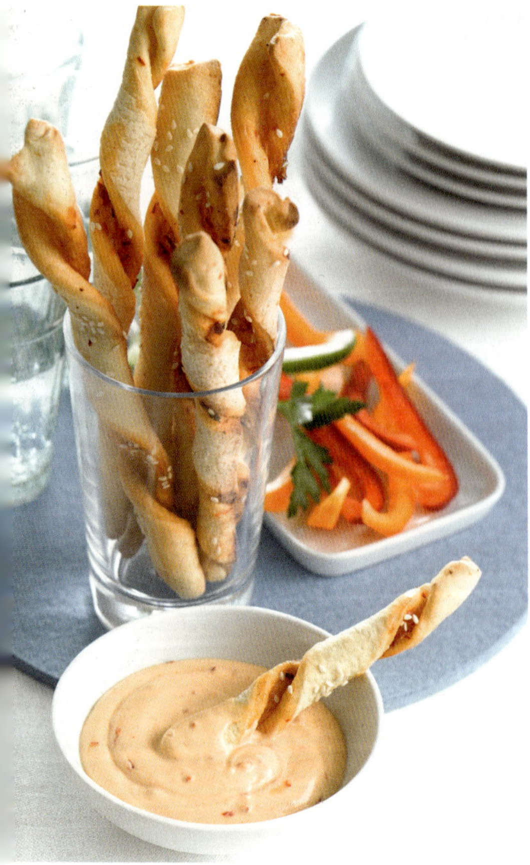

Zutaten für 2 Personen

3 gehäufte EL Magerquark
2 EL Mineralwasser
2 Knoblauchzehen
2 EL frische Kräuter
etwas Essig
Salz, Pfeffer
½ rote Paprika
etwas Paprikapulver scharf

Zubereitung

1 Den Magerquark mit dem Mineralwasser glatt rühren.

2 Die Knoblauchzehen abziehen, mit den gewaschenen Kräutern hacken, mit Essig beträufeln und mit Salz und Pfeffer würzen. Paprika waschen, halbieren, putzen und fein raffeln.

3 Alle Zutaten vermischen und scharf mit Paprikapulver abschmecken.

Oliven-Peperoni-Aufstrich

Grüße aus der griechischen Küche

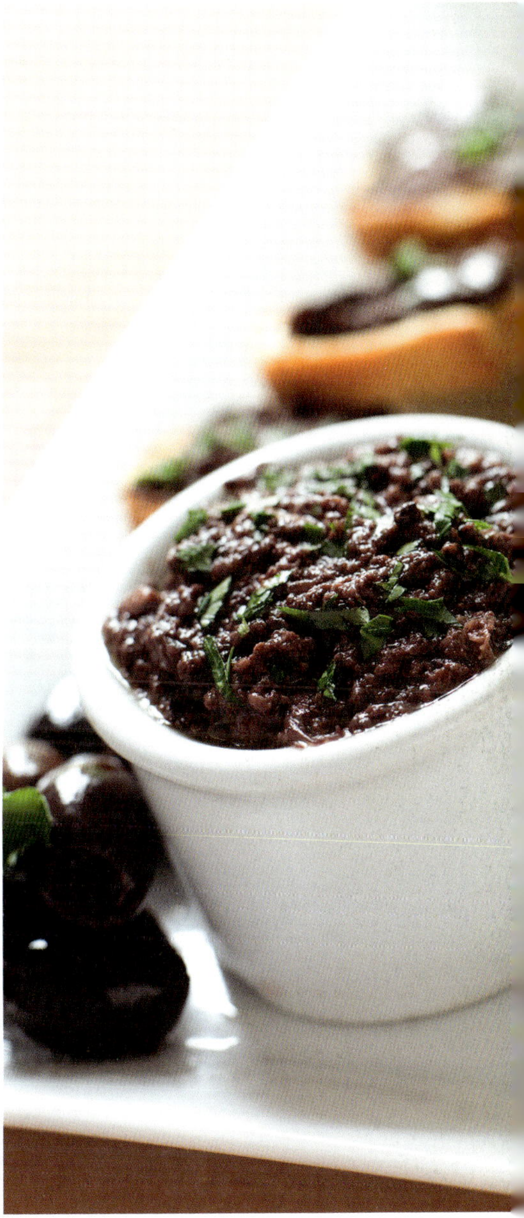

Zubereitungszeit: 10 Minuten

Das Rezept enthält:

305 Kcal
4 g Eiweiß
28 g Fett
10 g KH
4 g Ballaststoffe
18 mg Vit C
14,5 mg Vit E

Zutaten für 4–5 Personen

3 EL schwarze Oliven
2 kleine Peperoni
1 Knoblauchzehe
½ Zwiebel
3 EL Tomatenmark
1 EL Weizenkeimöl
etwas Balsamico
Salz, Pfeffer
etwas Schnittlauch

Zubereitung

1 Oliven und Peperoni fein hacken. Knoblauchzehe und Zwiebel schälen und fein würfeln.

2 Das Tomatenmark mit den klein geschnittenen Zutaten vermengen. Öl und Essig unterrühren und mit Salz und Pfeffer abschmecken.

3 Schnittlauch waschen und in Röllchen schneiden, über den Aufstrich streuen.

Körnige Brezeln

Mit Sesam und Kürbiskernen

Zubereitungszeit: 40 Minuten
Ruhezeit: 10 Minuten
Backzeit: 15 Minuten

Eine Brezel enthält:

180 Kcal	16 g KH
5 g Eiweiß	2 g Ballaststoffe
11 g Fett	5 mg Vit E

Zutaten für 12 Stück

- 150 g Magerquark
- 1–2 TL Salz
- 6 EL Sonnenblumenöl
- 250 g Weizenmehl Typ 405
- 3 gestrichene TL Backpulver
- 1 gehäufter EL Sesamsamen
- 1 gehäufter EL Kürbiskerne
- etwas Milch zum Bestreichen

Zubereitung

1 Backofen auf 200 °C vorheizen.

2 Den Quark und das Salz in eine Schüssel geben und mit den Quirlen des Handrührers verrühren. Das Öl mit einem Esslöffel nach und nach zugeben und unter die Quarkmasse rühren. Das Mehl mit dem Backpulver mischen und über die Quarkmasse sieben.

3 Den Teig nun mit den Knethaken des Handrührers solange kneten, bis er glatt ist. Dann zu einer Kugel formen, abdecken und ungefähr 10 Minuten ruhen lassen.

4 Den Teig auf einer bemehlten Arbeitsfläche zu einer etwa 36 cm langen Rolle formen. Die Rolle in 12 Stücke teilen. Aus jedem Stück einen etwa 35 cm langen Strang rollen. Jeden Strang zu einer kleinen Brezel formen.

5 Die Brezeln mit etwas Milch bestreichen und jeweils 4 Brezeln mit der bestrichenen Seite in die Sesamsaat und die Kürbiskerne drücken.

6 Ein Backblech mit Backpapier belegen. Die Brezeln mit der Körnerseite nach oben draufsetzen und im Backofen etwa 15 Minuten backen.

Schlemmerfrühstück

Vollwertiges Frühstück für alle Toast-Fans

Zubereitungszeit: 15 Minuten

Eine Portion enthält:

516 Kcal	10 g Ballaststoffe
26 g Eiweiß	147 mg Vit C
5 g Fett	2,5 mg Vit E
83 g KH	350,5 mg Kalzium

Zutaten für 2 Personen

2 Pink Grapefruits
2 TL Zucker oder Süßstoff
6 Scheiben Vollkorn-Toast
2 gehäufte EL Magerquark
4 TL Himbeerkonfitüre
4 TL Honig
2 TL Tomatenmark
60 g Harzer Käse
4 mittlere Gewürzgurken
2 Tomaten

Für das Shake:

200 ml Milch, 1,5 % Fett
6 EL Himbeeren
2 TL Zucker oder Süßstoff

Zubereitung

1 Grapefruits halbieren, das Fruchtfleisch mit einem scharfen Messer einschneiden, sodass es ausgelöffelt werden kann. Mit Zucker oder Süßstoff süßen.

2 Vollkorn-Toast toasten, 2 Scheiben mit Magerquark und Himbeerkonfitüre bestreichen, 2 Scheiben mit Honig bestreichen und 2 Scheiben mit Tomatenmark und Harzer Käse belegen. Dazu die Gewürzgurken und die gewaschenen, halbierten Tomaten auf zwei Tellern anrichten.

3 Für das Shake die Milch in einem Mixbecher mit den Himbeeren und dem Zucker durchmixen und sofort servieren.

Sesambrötchen

Aromatisch, lassen sich gut einfrieren

Zubereitungszeit: 20 Minuten
Gehzeit: 1 Stunde
Backzeit: ca. 25 Minuten

Ein Brötchen enthält:

120 Kcal	16 g KH
5 g Eiweiß	3 g Ballaststoffe
4 g Fett	0,5 mg Vit E

Zutaten für 10 Stück

250 g Weizen-Vollkornmehl
½ TL Salz
50 ml Milch, 1,5 % Fett
1 EL Sojaöl
½ Päckchen Trockenhefe
1 Prise Zucker
1 EL Leinsamen
1 EL Sesam

Zubereitung

1 Das Mehl mit dem Salz, der lauwarmen Milch und 1 EL Sojaöl in eine Schüssel geben. Die Trockenhefe und den Zucker dazugeben und alles mit den Knethaken eines Rührgerätes zu einem sehr glatten Teig verarbeiten.

2 Den Teig abgedeckt an einem warmen Ort 30 Minuten gehen lassen. Wenn der Teig doppelt so groß geworden ist, die Leinsamen mit der Hand darunter kneten. Backofen auf 200 °C vorheizen. Den Teig nochmals 30 Minuten gehen lassen.

3 Aus dem Teig 10 gleich große Brötchen formen und auf ein mit Backpapier ausgelegtes Backblech setzen. Die Sesamsamen auf den Brötchen festdrücken.

4 Die Brötchen auf der mittleren Schiene des Backofens 20 bis 30 Minuten backen.

TIPPS UND HINWEISE

Stellen Sie ein feuerfestes, mit heißem Wasser gefülltes Gefäß auf den Boden des Backofens, dann gehen die Brötchen noch besser auf.
Die noch nicht gebackenen Brötchen lassen sich gut einfrieren.

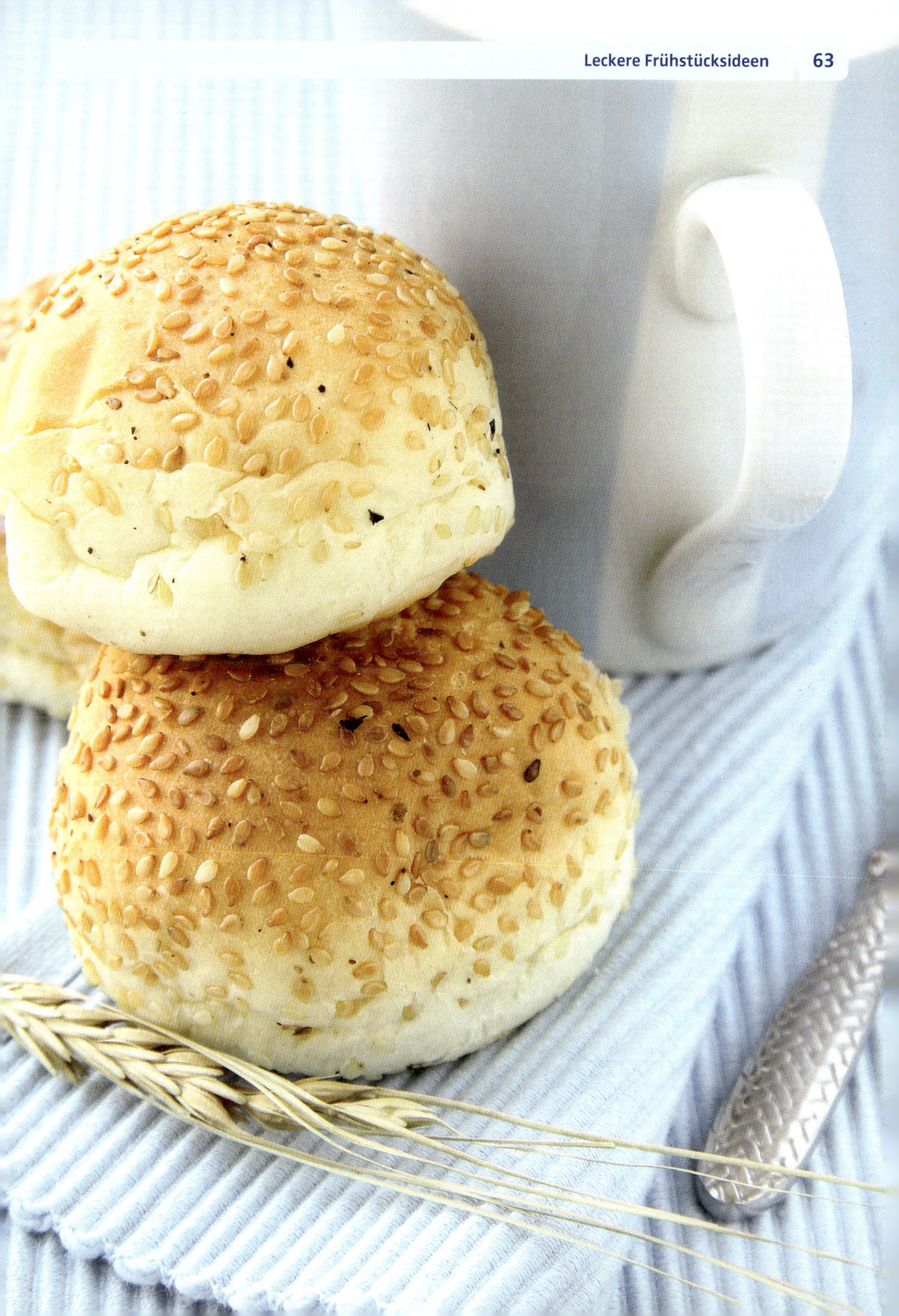

HERZHAFTE MITTAGESSEN

Kartoffel-Kerbel-Suppe

Geht einfach und schnell

Zubereitungszeit: 25 Minuten

Eine Portion enthält:

186 Kcal	4 g Ballaststoffe
8 g Eiweiß	19,5 mg Vit C
8 g Fett	1 mg Vit E
18 g KH	126,5 mg Kalzium

Zutaten für 2 Personen

1 kleine rote Zwiebel
2 Kartoffeln
2 TL Sojaöl
½ Liter Gemüsebrühe
½ Bund Kerbel
2 TL Kürbiskerne
Salz, Pfeffer, Muskat
4 EL Kefir, 1,5 % Fett

Zubereitung

1 Die Zwiebel schälen und fein hacken. Die Kartoffeln waschen, schälen und in kleine Würfel schneiden. Öl erhitzen und die Zwiebel- und Kartoffelwürfel darin andünsten. Mit der Gemüsebrühe ablöschen und die Kartoffeln in 10 Minuten weich kochen.

2 Den Kerbel waschen, entstielen und fein hacken.

3 Die Kürbiskerne in einer beschichteten Pfanne (ohne Fettzugabe) anrösten.

4 Die Kartoffeln, Zwiebeln und die Gemüsebrühe pürieren, mit den Gewürzen abschmecken, den fein gehackten Kerbel und den Kefir unterrühren.

5 Die Kürbiskerne kurz vor dem Servieren über die Suppe streuen.

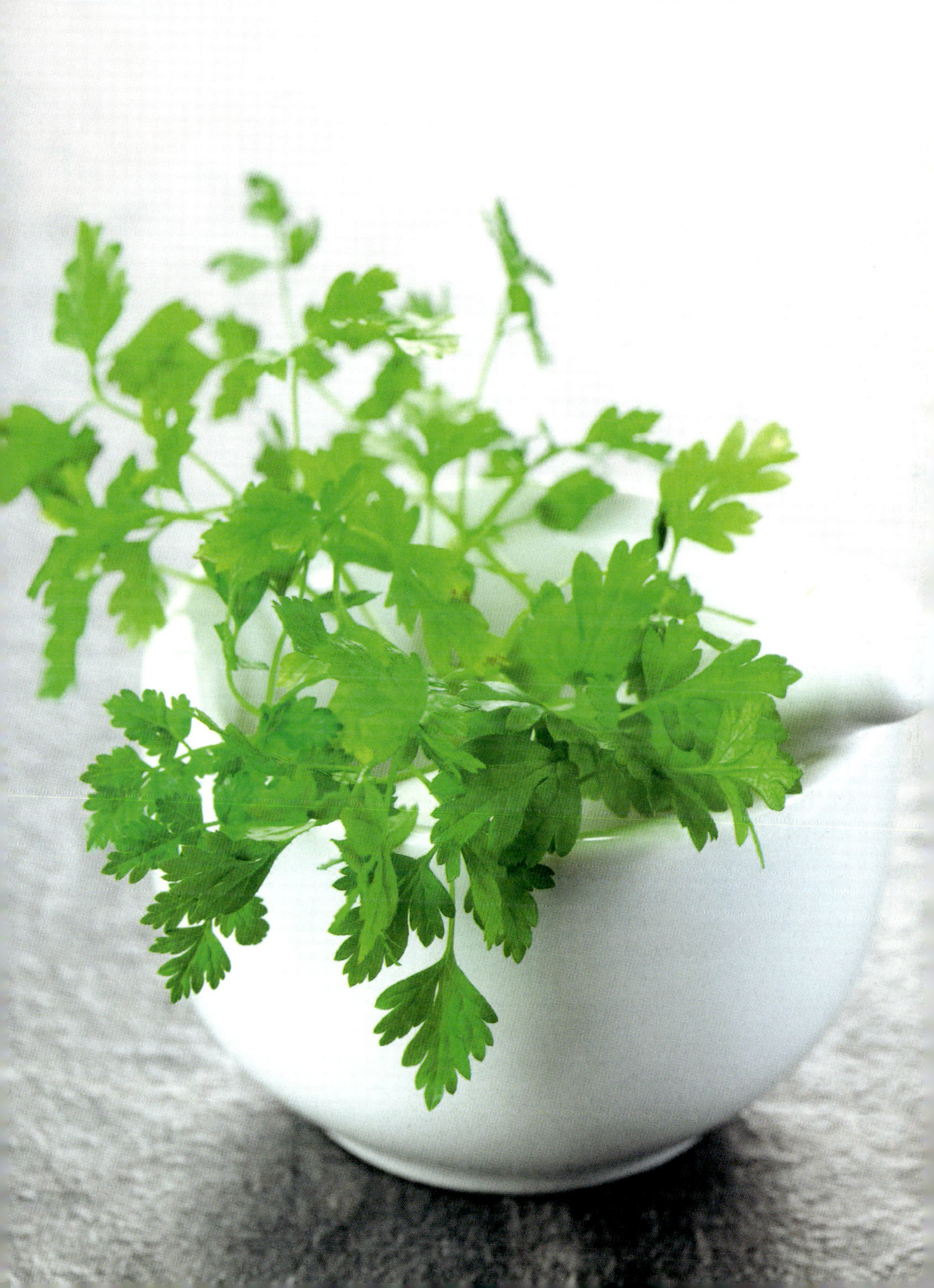

Kartoffel-Gemüsesuppe mit frischem Majoran

Für Freunde der deftigen Küche

Zubereitungszeit: 15 Minuten
Kochzeit: 30 Minuten

Eine Portion enthält:

293 Kcal	18 g Ballaststoffe
15 g Eiweiß	58,5 mg Vit C
7 g Fett	4,5 mg Vit E
39 g KH	336 mg Kalzium

Zutaten für 2 Personen

1 kleine Zwiebel
1 Knoblauchzehe
4 Kartoffeln
2 Karotten
1 Knolle Sellerie
1 Stange Lauch
2 TL Sonnenblumen- oder Rapsöl
500 ml Gemüsebrühe
Salz, Pfeffer
Lorbeerblatt, Muskat, Liebstöckel
frischer Majoran

Zubereitung

1 Die Zwiebel und die Knoblauchzehe schälen und in kleine Würfel schneiden. Die Kartoffeln und das Gemüse waschen, putzen und – bis auf den Lauch – in Würfel schneiden. Den Lauch in Ringe schneiden.

2 Öl in einem Topf erhitzen und die Zwiebel- und Knoblauchwürfel anschwitzen. Wenn die Zwiebeln glasig sind, das Gemüse dazu geben und kurz mitdünsten. Mit der Brühe ablöschen und den Gewürzen und dem Liebstöckel abschmecken. Die Suppe 25–30 Minuten köcheln lassen.

3 Am Ende der Garzeit die Suppe nochmals abschmecken und den gewaschenen Majoran hinzugeben.

TIPPS UND HINWEISE

Zu dieser deftigen Suppe passt sehr gut ein getoastetes Vollkornbrot. Nach dem Rösten einfach mit einer durchgepressten Knoblauchzehe bestreichen.

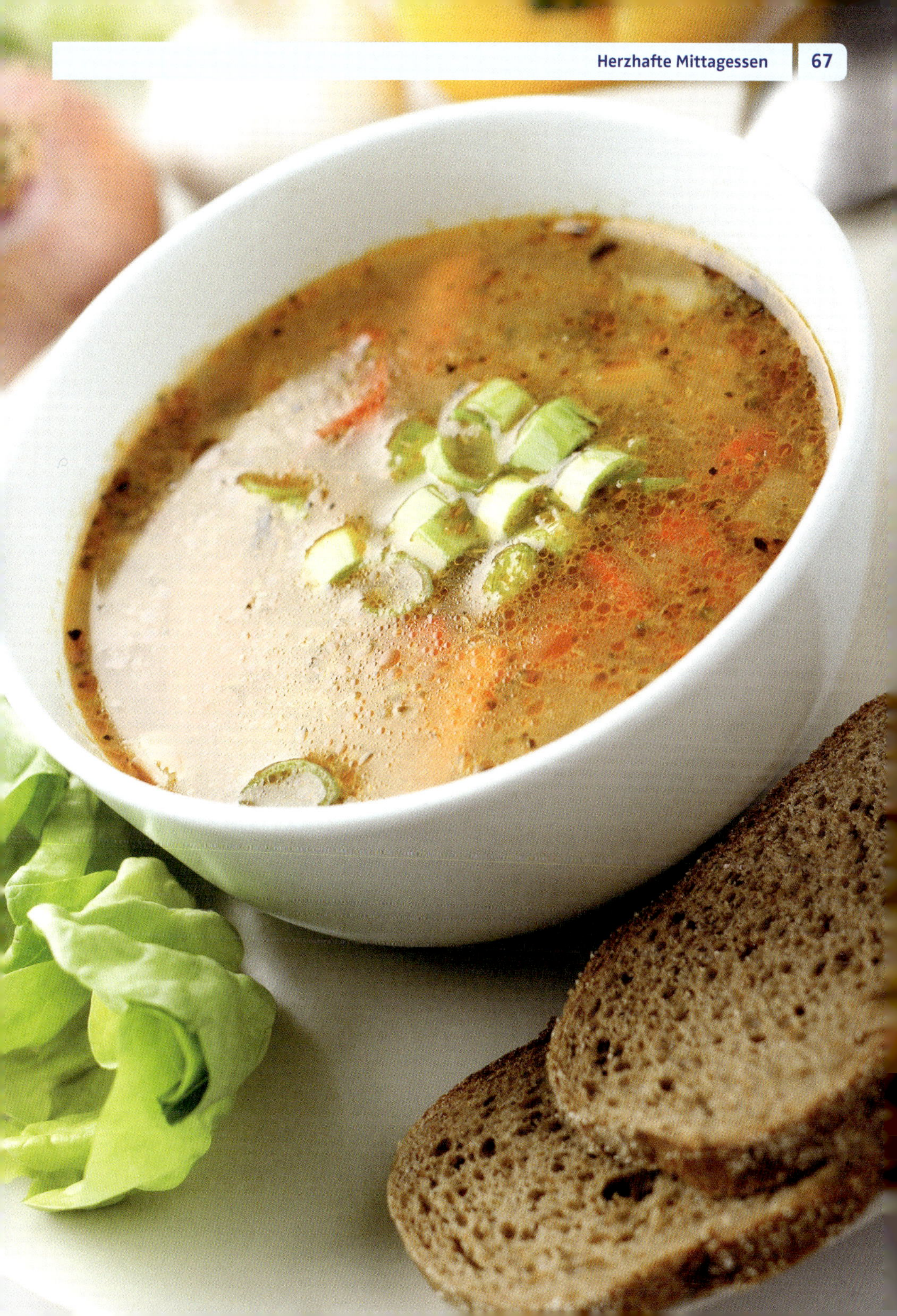

Karottensuppe

Besonders aromatisch mit Tomatenmark und Kerbel

Zubereitungszeit: 20 Minuten

Eine Portion enthält:

123 Kcal	5 g Ballaststoffe
5 g Eiweiß	16 mg Vit C
7 g Fett	4 mg Vit E
9 g KH	110 mg Kalzium

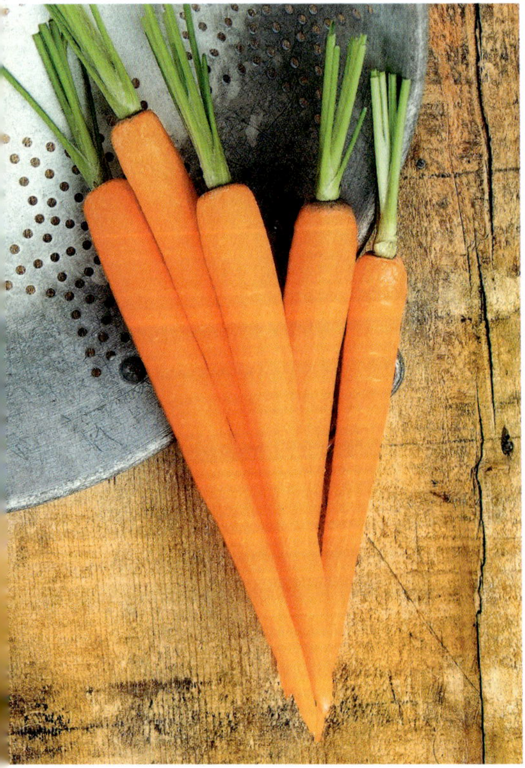

Zutaten für 2 Personen

1 kleine Zwiebel
2 TL Sonnenblumenöl
2 Karotten
2 TL Tomatenmark
300 ml Gemüsebrühe
Salz, Pfeffer
2 Prisen Zucker
2 EL saure Sahne, 10 % Fett
½ Bund Kerbel

Zubereitung

1 Die Zwiebel schälen und fein hacken. Öl erhitzen und die Zwiebel glasig dünsten. Die Karotten waschen, putzen und in kleine Würfel schneiden. Zusammen mit den Zwiebeln andünsten. Das Tomatenmark dazugeben, kurz mitrösten, mit der Gemüsebrühe aufgießen, mit den Gewürzen abschmecken.

2 Die saure Sahne glatt rühren, unter die Suppe rühren, nicht mehr kochen lassen. Die Kerbelblättchen waschen, abzupfen und fein gehackt über die Suppe streuen.

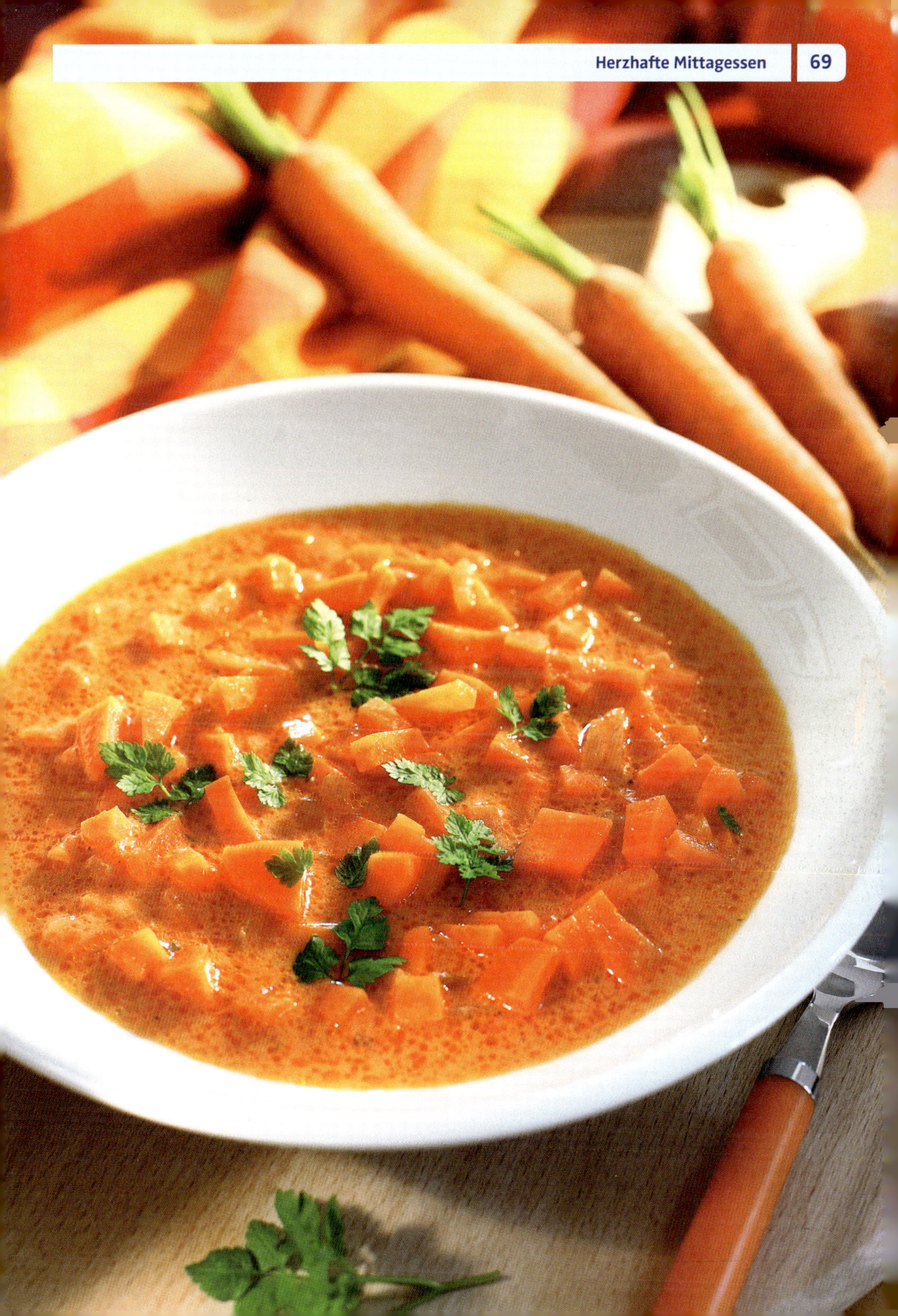

Linseneintopf

Braucht etwas mehr Zeit (Linsen über Nacht einweichen)

Zubereitungszeit: 30 Minuten
Quellzeit: 10 Stunden
Kochzeit: ca. 35 Minuten

Eine Portion enthält:

355 Kcal	15 g Ballaststoffe
24 g Eiweiß	45,5 mg Vit C
11 g Fett	3,5 mg Vit E
39 g KH	

Zutaten für 2 Personen

150 g getrocknete Linsen
2 kleine Zwiebeln
2 kleine Lauchstangen
½ Sellerieknolle
2 Karotten
2 TL Soja- oder Rapsöl
4 Scheiben magerer, roher Schinken
2 EL Tomatenmark
600 ml Gemüsebrühe
2 Kartoffeln
2 TL Senf
4 Zweige Petersilie
Salz, Pfeffer

Zubereitung

1 Linsen über Nacht in reichlich Wasser einweichen.

2 Zwiebeln, Lauch, Sellerie und Karotten waschen, putzen und in große Stücke schneiden. Die Gemüsestücke in heißem Öl kräftig anbraten, Tomatenmark und klein gewürfelten Schinken dazugeben, kurz mitbraten und mit Gemüsebrühe aufgießen.

3 Die Kartoffeln waschen, putzen, in feine Würfel schneiden und zusammen mit den abgetropften Linsen in den Topf geben. 30 bis 40 Minuten abgedeckt köcheln lassen.

4 Petersilie waschen, von den Stängeln zupfen und fein hacken. Petersilie und Senf mit den Gewürzen zum Eintopf geben und einmal kurz aufkochen lassen.

TIPPS UND HINWEISE

Anstatt der Linsen können Sie den Eintopf auch mit getrockneten Erbsen zubereiten. Zu Erbsen passt gut gekochter Schinken. Besonders lecker schmeckt der Eintopf mit einem halben geriebenen Apfel, den Sie 30 bis 40 Minuten mitgaren.

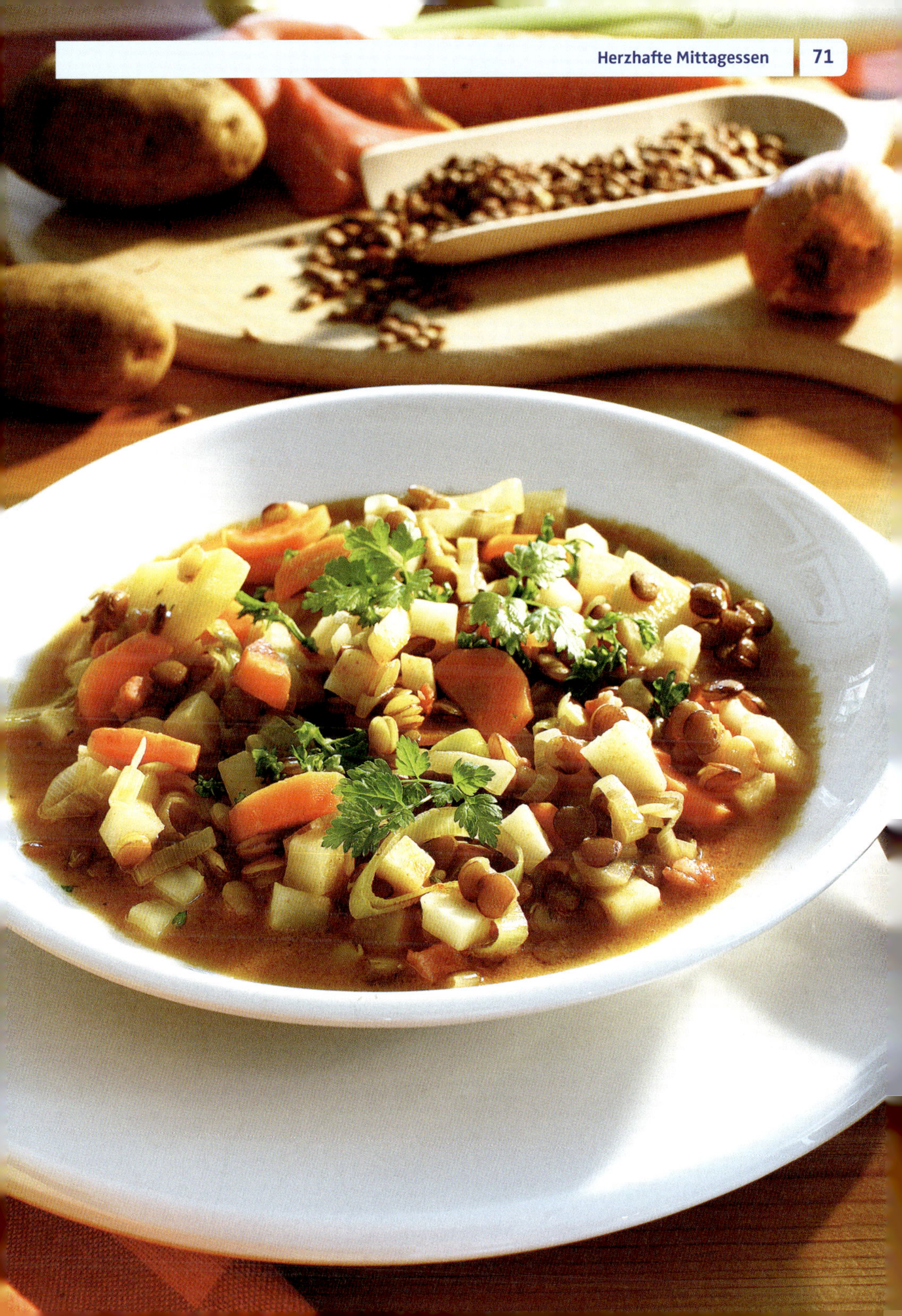

Gratinierte Wirsing-Röllchen

Mit besonderer Mozzarella-Note

Zubereitungszeit: 15 Minuten
Backzeit: 25 Minuten

Eine Portion enthält:

195 Kcal	5 g Ballaststoffe
14 g Eiweiß	49,5 mg Vit C
11 g Fett	5,5 mg Vit E
7 g KH	323 mg Kalzium

Zutaten für 2 Personen

400 g Wirsingblätter
2 Zweige Petersilie
4 EL Kondensmilch, 4 % Fett
4 EL saure Sahne, 10 % Fett
Salz, Pfeffer, Muskatnuss
4 dünne Scheiben Mozzarella

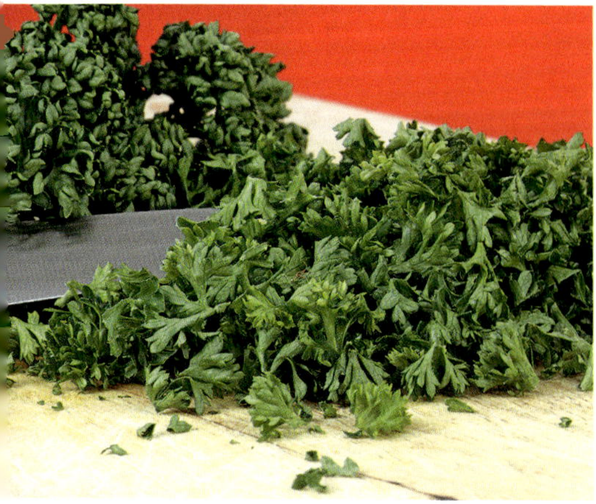

Zubereitung

1 Den Backofen auf 200 °C vorheizen.

2 Die Wirsingblätter portionsweise in reichlich Salzwasser ca. 3 Minuten blanchieren, bis sie so weich sind, dass sie sich zusammenfalten lassen. Die Blätter herausnehmen, gut abtropfen lassen und zu kleinen Kugeln formen. Diese in eine Auflaufform setzen.

3 Petersilie waschen, abzupfen, trocken tupfen und fein hacken.

4 Die Kondensmilch mit der glatt gerührten sauren Sahne, der gehackten Petersilie und den Gewürzen verquirlen und über die Wirsingkugeln gießen.

5 Die Kugeln mit den Käsescheiben belegen und im Ofen ca. 25 Minuten überbacken, bis der Mozzarella leicht gebräunt ist.

TIPPS UND HINWEISE

Falls der Käse zu schnell bräunt, die Auflaufform mit Aluminiumfolie oder einem feuerfesten Deckel abdecken.

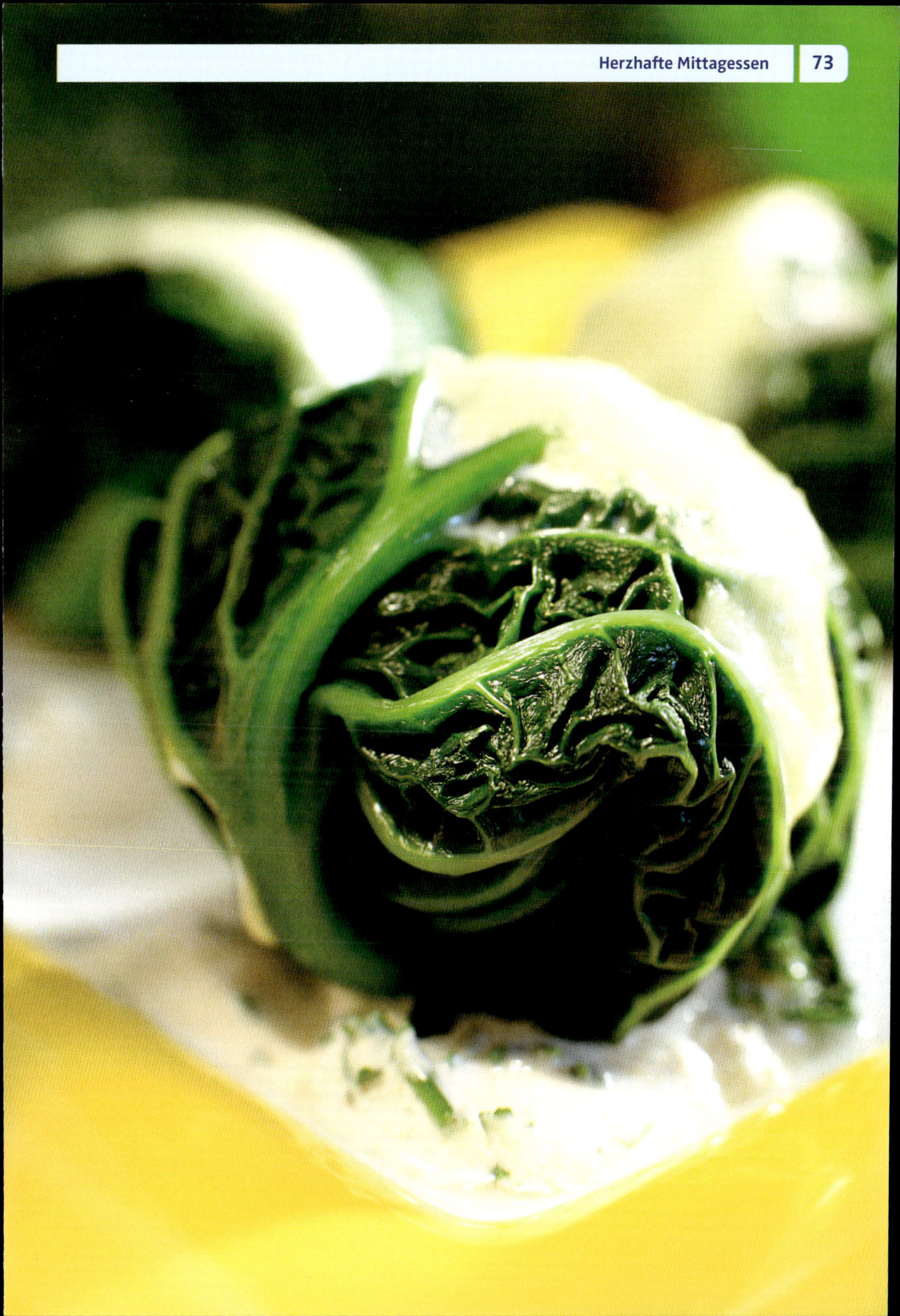

Sprossenpfanne „Asia"

Mit süß-saurer Note

Zubereitungszeit: 20 Minuten
Kochzeit: ca. 25 Minuten

Eine Portion enthält:

359 Kcal	7 g Ballaststoffe
13 g Eiweiß	34 mg Vit C
10 g Fett	1,5 mg Vit E
53 g KH	

Zutaten für 2 Personen

8 gehäufte EL Naturreis
600 ml Gemüsebrühe
300 g Mungobohnen, keimfrisch oder aus der Dose
1 Zwiebel
2 Knoblauchzehen
2 TL Sojaöl
2 Ananasringe aus der Dose
4 EL Ananassaft
2 EL Sesamsamen
Salz, Pfeffer
Curry, Ingwer, Paprikapulver edelsüß

Zubereitung

1 Den Reis nach Packungsangabe in der Gemüsebrühe kochen.

2 Die frischen Keimlinge waschen, verlesen (Keimlinge aus der Dose: abtropfen lassen).

3 Zwiebel und Knoblauchzehen schälen und fein hacken. Öl erhitzen und die Zwiebel- und Knoblauchwürfel darin glasig dünsten.

4 Die Keimlinge dazu geben und kurz mitdünsten. Die Ananasringe in kleine Stücke schneiden und ebenfalls mitdünsten.

5 Die Sesamsamen in einer beschichteten Pfanne ohne Fettzugabe anrösten. Mit dem Ananassaft ablöschen. Die Gewürze dazu geben und mit dem gegarten Reis und den Sesamsamen mischen.

TIPPS UND HINWEISE

Sie können Mungobohnen selbst zu Hause keimen lassen. Dazu müssen Sie sie über Nacht einweichen und das Wasser am nächsten Tag abgießen. Mungobohnen zum Sprießen anschließend in Keimschalen (erhältlich in Reformhäusern) geben. Wenn Sie die Bohnen täglich spülen, können Sie nach zwei bis drei Tagen 1 bis 2 cm lange Sprossen ernten. Sie schmecken nicht nur köstlich als Suppeneinlagen, sondern auch zu Salaten und Wokgerichten.

Paprika-Weizen-Pfanne

Braucht etwas mehr Zeit (Weizen am Vorabend einweichen)

Zubereitungszeit: 10 Minuten
Quellzeit: 10 Stunden
Kochzeit: ca. 1 Stunde

Eine Portion enthält:

306 Kcal	13 g Ballaststoffe
11 g Eiweiß	81 mg Vit C
8 g Fett	6 mg Vit E
47 g KH	241 mg Kalzium

Zutaten für 2 Personen

120 g Weizenkörner
600 ml Gemüsebrühe
4 kleine Karotten
1 rote Paprika
4 Frühlingszwiebeln
2 TL Sonnenblumenöl
Salz, Pfeffer, Ingwer, Koriander
2 EL Kräuter nach Wahl
2 TL Käse, 30 % Fett i. Tr.

Zubereitung

1 Die Weizenkörner über Nacht in Wasser quellen lassen. Abbrausen, in einen Topf geben und in Gemüsebrühe zugedeckt 1 Stunde köcheln lassen.

2 Gemüse waschen, putzen und in kleine Stücke schneiden. Öl in einem Topf erhitzen und die Karotten- und Paprikawürfel darin kurz andünsten. Kurz danach die Frühlingszwiebeln dazu geben und ebenfalls andünsten.

3 Mit den Gewürzen und den gewaschenen und fein gehackten Kräutern abschmecken und die gegarten Weizenkörner untermischen.

4 Auf zwei Tellern anrichten und mit dem geriebenen Käse bestreut servieren.

TIPPS UND HINWEISE

Zu diesem Gericht passen sämtliche Kräuter – geben Sie einfach Ihren persönlichen Vorlieben den Vorzug.

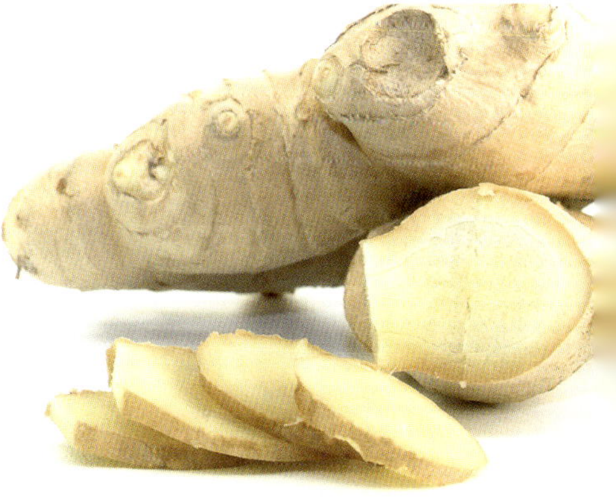

Reisbällchen à la italiana

Besonders lecker im Lauch-Tomaten-Bett

Zubereitungszeit: 25 Minuten
Kochzeit: 20 Minuten

Eine Portion enthält:

488 Kcal	8 g Ballaststoffe
23 g Eiweiß	40 mg Vit C
12 g Fett	2,5 mg Vit E
71 g KH	264,5 mg Kalzium

Zutaten für 2 Personen

6 gehäufte EL Vollkornreis
4 gehäufte EL Magerquark
2 EL Paniermehl
2 EL geriebenen Parmesan
4 Zweige Basilikum
2 TL Olivenöl
4 Tomaten
3 Stangen Lauch
2 Knoblauchzehen
2 EL saure Sahne, 10 % Fett
Salz, Pfeffer

Zubereitung

1 Reis nach Packungsanleitung garen und abkühlen lassen.

2 Den Quark mit dem Paniermehl und dem Parmesankäse unter den Reis mischen.

3 Basilikum waschen, abzupfen, hacken und zusammen mit Salz und Pfeffer unter die Masse geben.

4 Aus dem Teig sechs kleine Bällchen formen und in heißem Olivenöl goldbraun anbraten. Die Bällchen herausheben und warm stellen.

5 Den Lauch und die Tomaten waschen und putzen, Lauch in Ringe und Tomaten in große Würfel schneiden. Den Knoblauch abziehen und fein würfeln. Im restlichen, heißen Öl die Gemüsemischung anschwitzen, würzen und ca. 5 Minuten köcheln lassen.

6 Die saure Sahne verrühren und über das Gemüse geben. Nicht mehr kochen lassen. Zusammen mit den Bällchen servieren.

TIPPS UND HINWEISE

Dazu passt ein Feldsalat mit Walnussöl und trocken angerösteten Walnusskernen.

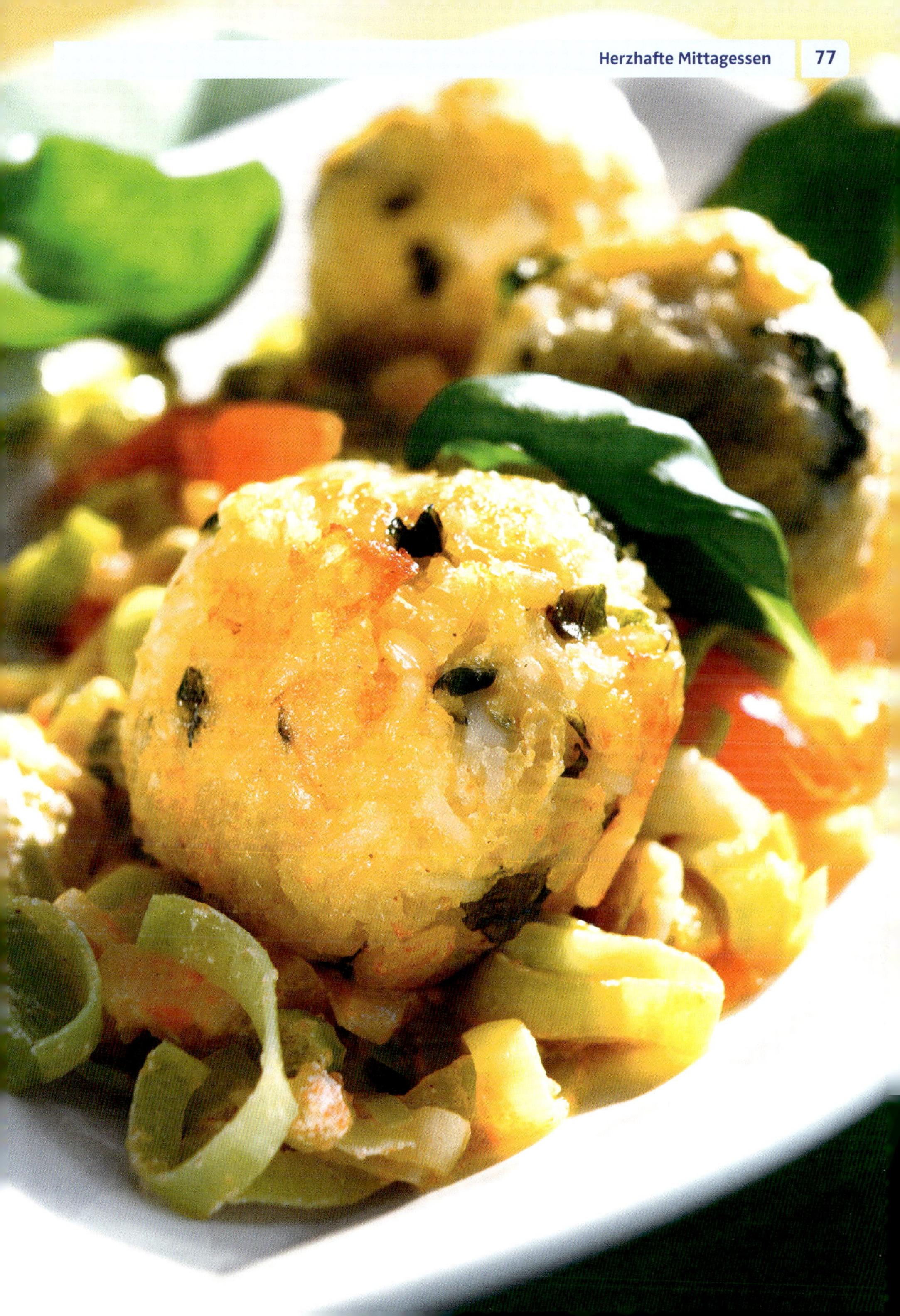

Gefüllte Tomaten mit Mozzarella

Braucht etwas mehr Zeit
(Weizenkörner am Vorabend einweichen)

Zubereitungszeit: 25 Minuten
Quellzeit: 10 Stunden
Kochzeit: 45 Minuten

Eine Portion enthält:

360 Kcal	6 g Ballaststoffe
22 g Eiweiß	47,5 mg Vit C
17 g Fett	3 mg Vit E
30 g KH	306 mg Kalzium

Zutaten für 2 Personen

4 EL Weizenkörner
600 ml Gemüsebrühe
4 Tomaten
1 Zwiebel
2 Knoblauchzehen
2 Scheiben roher Schinken
2 TL Olivenöl
1 TL Balsamico
2 TL geriebener Parmesan
2 Basilikumblätter
Salz, Pfeffer
4 dünne Scheiben Mozzarella
150 ml Tomatensaft

Zubereitung

1 Die über Nacht eingeweichten Getreidekörner in der Gemüsebrühe 30 Minuten köcheln lassen.

2 Den Backofen auf 200 °C vorheizen.

3 Die Tomaten waschen, aushöhlen und beiseite legen. Die Zwiebel und die Knoblauchzehen schälen und fein hacken. Den Schinken (ohne Fettrand) fein würfeln.

4 Öl erhitzen, die Zwiebel- und Knoblauchwürfel andünsten, den klein geschnittenen Schinken und das fein geschnittene Fruchtfleisch der Tomate dazugeben. Mit dem Essig ablöschen, und mit Parmesankäse, den Gewürzen und klein gehackten Basilikumblättern abschmecken. Die gegarten Getreidekörner zu der Gemüsemasse geben und kurz mitköcheln lassen.

5 Die Masse in die ausgehöhlten Tomaten einfüllen und mit den Mozzarellascheiben belegen. Den Deckel in kleine Würfel schneiden und über die Käsescheiben streuen.

6 Die Tomaten in eine kleine Auflaufform setzen, mit dem Tomatensaft aufgießen und im Backofen solange überbacken, bis der Käse zerläuft.

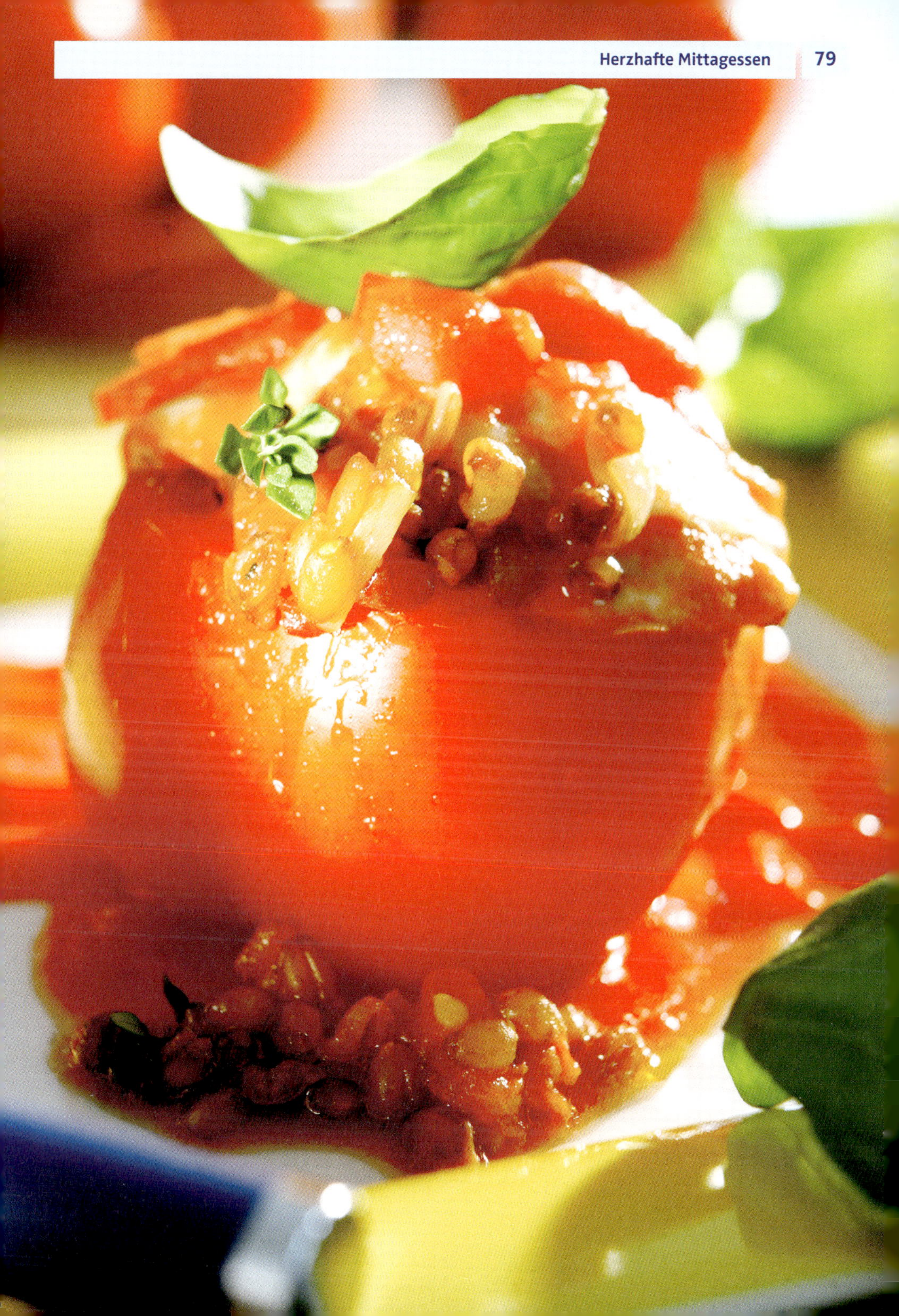

Nudeln mit Thunfisch

Mit Tomaten-Petersilien-Sauce

Zubereitungszeit: 10 Minuten
Kochzeit: ca. 15 Minuten

Eine Portion enthält:

580 Kcal	12 g Ballaststoffe
36 g Eiweiß	31 mg Vit C
23 g Fett	13 mg Vit E
56 g KH	2,5 g Omega-3

Zutaten für 2 Personen

1 kleine Zwiebel
2 Knoblauchzehen
1 Dose Thunfisch naturell
2 Tomaten
1 Dose Tomaten
160 g Vollkorn-Bandnudeln
2 TL Olivenöl
2 Zweige Petersilie
Salz, Pfeffer

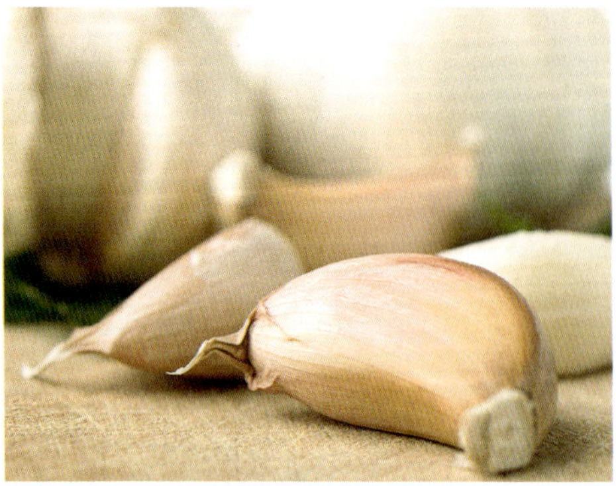

Zubereitung

1 Die Zwiebel und die Knoblauchzehen schälen und fein hacken.

2 Den Thunfisch in mundgerechte Stücke teilen, Tomaten waschen, halbieren, den Stängelansatz entfernen und würfeln. Tomaten aus der Dose ebenfalls in grobe Stücke schneiden.

3 Die Nudeln in reichlich Salzwasser nach Packungsanleitung al dente kochen.

4 Öl erhitzen, die Zwiebel- und Knoblauchwürfel andünsten, die Tomaten dazugeben und kurz köcheln lassen. Den Thunfisch unterheben und mit Salz und Pfeffer abschmecken. Die Petersilie waschen und fein hacken und in den Topf geben.

5 Die Nudeln abgießen und mit der heißen Sauce servieren.

TIPPS UND HINWEISE

Etwas frisch geriebener Parmesankäse in der Sauce gibt eine kräftige Note.

Schellfisch auf Ingwergemüse

Mit pikanter Honig-Soja-Marinade

Zubereitungszeit: 25 Minuten
Marinierzeit: 15 Minuten

Eine Portion enthält:

257 Kcal	112 mg Vit C
30 g Eiweiß	2,5 mg Vit E
6 g Fett	218,5 mg Kalzium
20 g KH	0,5 g Omega-3
6 g Ballaststoffe	

Zutaten für 2 Personen

2 Portionen Schellfisch à 120 g
2 TL Honig
2 TL Sojasauce
4 Frühlingszwiebeln
2 Knoblauchzehen
1 Kohlrabi
2 Karotten
1 Stück Ingwer
4 EL Keimlinge, z. B. Sojabohnen frisch/Glas
2 TL Sojaöl
Salz, Pfeffer

Zubereitung

1 Den Honig mit der Sojasauce verrühren und den Schellfisch damit marinieren.

2 Frühlingszwiebeln waschen, putzen und in feine Ringe schneiden. Die Knoblauchzehen schälen und fein hacken. Den Kohlrabi und die Karotten waschen, putzen und in feine Streifen schneiden. Den Ingwer schälen und fein hacken. Die frischen Keimlinge waschen und verlesen (Keimlinge aus dem Glas: abtropfen lassen).

3 Öl erhitzen und nacheinander die Frühlingszwiebeln, den Knoblauch, die Kohlrabi- und Karottenstreifen, den frischen Ingwer und die Keimlinge andünsten.

4 Mit den Gewürzen abschmecken und den marinierten Fisch auf das Gemüse setzen, abdecken und in 5–10 Minuten auf geringster Stufe gar ziehen lassen.

TIPPS UND HINWEISE

Dazu passt Vollkornreis mit trocken angerösteten Sesamsamen.

Lachs mit grünen Nudeln

Mit gedünsteter Gurke

Zubereitungszeit: 20 Minuten
Garzeit: ca. 15 Minuten

Eine Portion enthält:

765 Kcal	12 g Ballaststoffe
40 g Eiweiß	25 mg Vit C
30 g Fett	4 mg Vit E
81g KH	2 g Omega-3

Zutaten für 2 Personen

1 Zwiebel
1 Salatgurke
2 TL Diätmargarine
etwas Gemüsebrühe (ca. 50 ml)
300 g Lachsfilet
etwas Salz
200 g grüne Bandnudeln
1 Bund Dill
125 ml Kaffeesahne, 10 % Fett
1 EL Speisestärke

Zubereitung

1 Zwiebel schälen und würfeln. Gurke waschen, schälen und längs halbieren. Mit einem Teelöffel die Kerne entfernen. Die Hälften dann quer in Scheiben schneiden.

2 Zwiebelwürfel im Fett andünsten, Gurkenstücke dazu in den Topf geben und kurz dünsten lassen. Mit etwas Gemüsebrühe auffüllen und zugedeckt einige Minuten garen.

3 Lachsfilet würfeln, salzen, auf das Gurkengemüse legen und im geschlossenen Topf etwa 10 Minuten dünsten.

4 In der Zwischenzeit die Nudeln al dente kochen. Dill abzupfen. Lachs mit einer Schaumkelle vorsichtig aus dem Topf nehmen und warm halten.

5 Gurkengemüse mit der Kaffeesahne aufkochen. Speisestärke mit etwas kaltem Wasser anrühren und Gemüse damit binden. Noch mal aufkochen lassen und abschmecken.

6 Nudeln abgießen und mit dem Gurkengemüse mischen. Lachswürfel dazugeben, alles mit Dill bestreuen und sofort servieren.

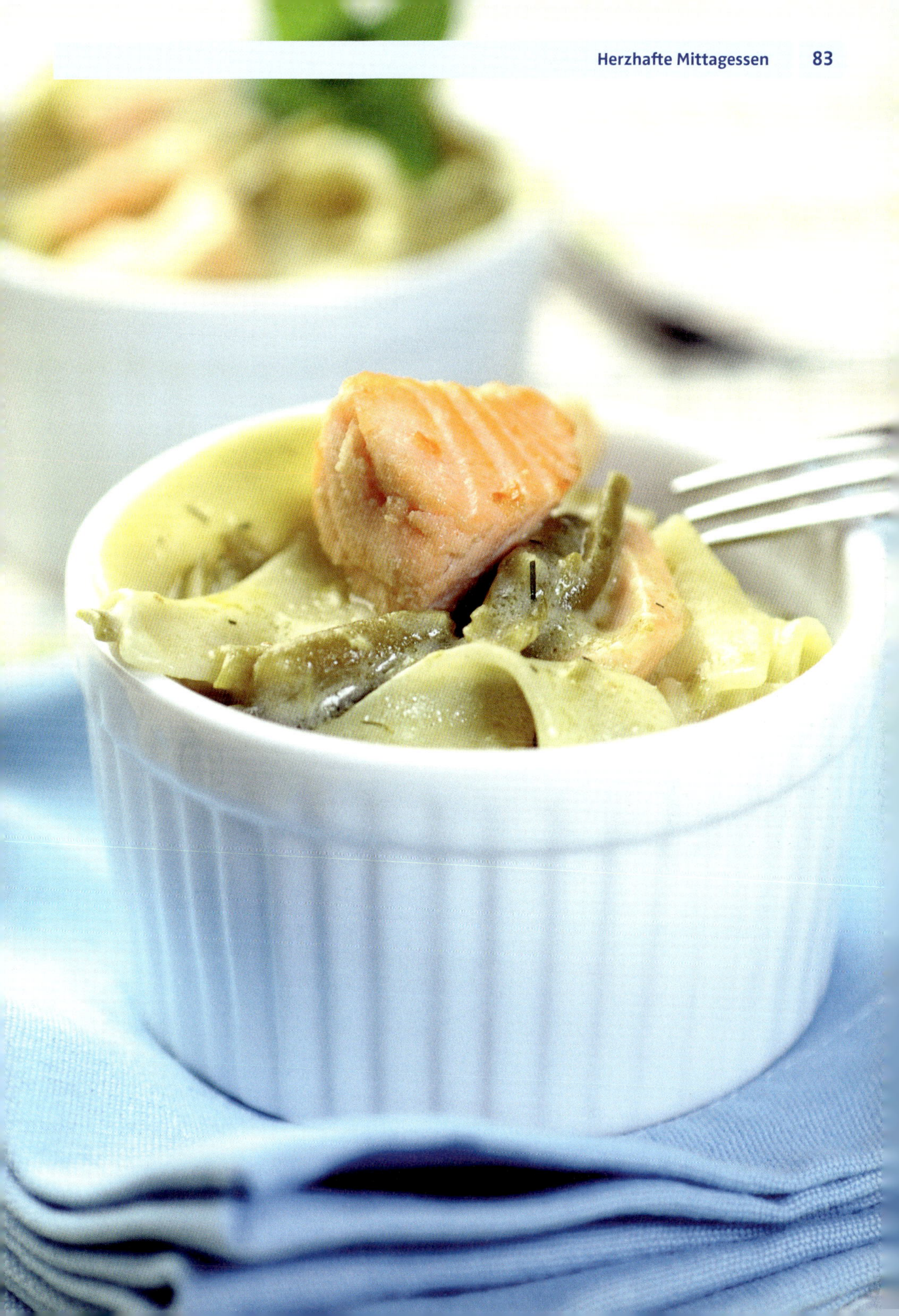

Fischfilet „Sylt"

Extra frisch mit Zitrone und frischen Kräutern

Zubereitungszeit: 25 Minuten
Garzeit: ca. 8 Minuten

Eine Portion enthält:

208 Kcal	1 g Ballaststoffe
27 g Eiweiß	29 mg Vit C
7 g Fett	6,5 mg Vit E
6 g KH	1,5 g Omega-3

Zutaten für 2 Personen

2 Portionen Lachsfilet à 120 g
1 Zitrone
1 Zwiebel
1 Knoblauchzehe
2 Tomaten
2 TL Sonnenblumenöl
2 TL Tomatenmark
Salz, Pfeffer, Zucker
2 Pimentkörner
je 2 Zweige Basilikum, Dill
80 ml Gemüsebrühe
2 EL Kondensmilch, 4 % Fett

Zubereitung

1 Die Fischfilets säubern, mit 1 EL Zitronensaft säuern und salzen.

2 Die Zwiebel und die Knoblauchzehe schälen und fein hacken. Die Tomaten waschen, halbieren und das Fruchtfleisch fein würfeln.

3 Öl erhitzen, die Zwiebel- und Knoblauchwürfel glasig dünsten. Die Tomatenwürfel dazugeben, kurz mitdünsten, das Tomatenmark dazu geben und mit den Gewürzen und etwas geriebener Zitronenschale abschmecken.

4 Die frischen Kräuter waschen, abzupfen und fein hacken und zu der Tomatenmasse geben. Die Pimentkörner herauslesen.

5 Das Fischfilet mit der Tomatenmasse bestreichen und in der Gemüsebrühe 5–10 Minuten gar dünsten. Vorsichtig aus dem Sud nehmen, diesen mit Kondensmilch verfeinern und eventuell nochmals abschmecken.

TIPPS UND HINWEISE

Anstatt Lachs können Sie auch Schellfisch verwenden und dazu eine Paprikamasse bereiten. Zum Säuern des Schellfisches eignet sich Apfelessig.

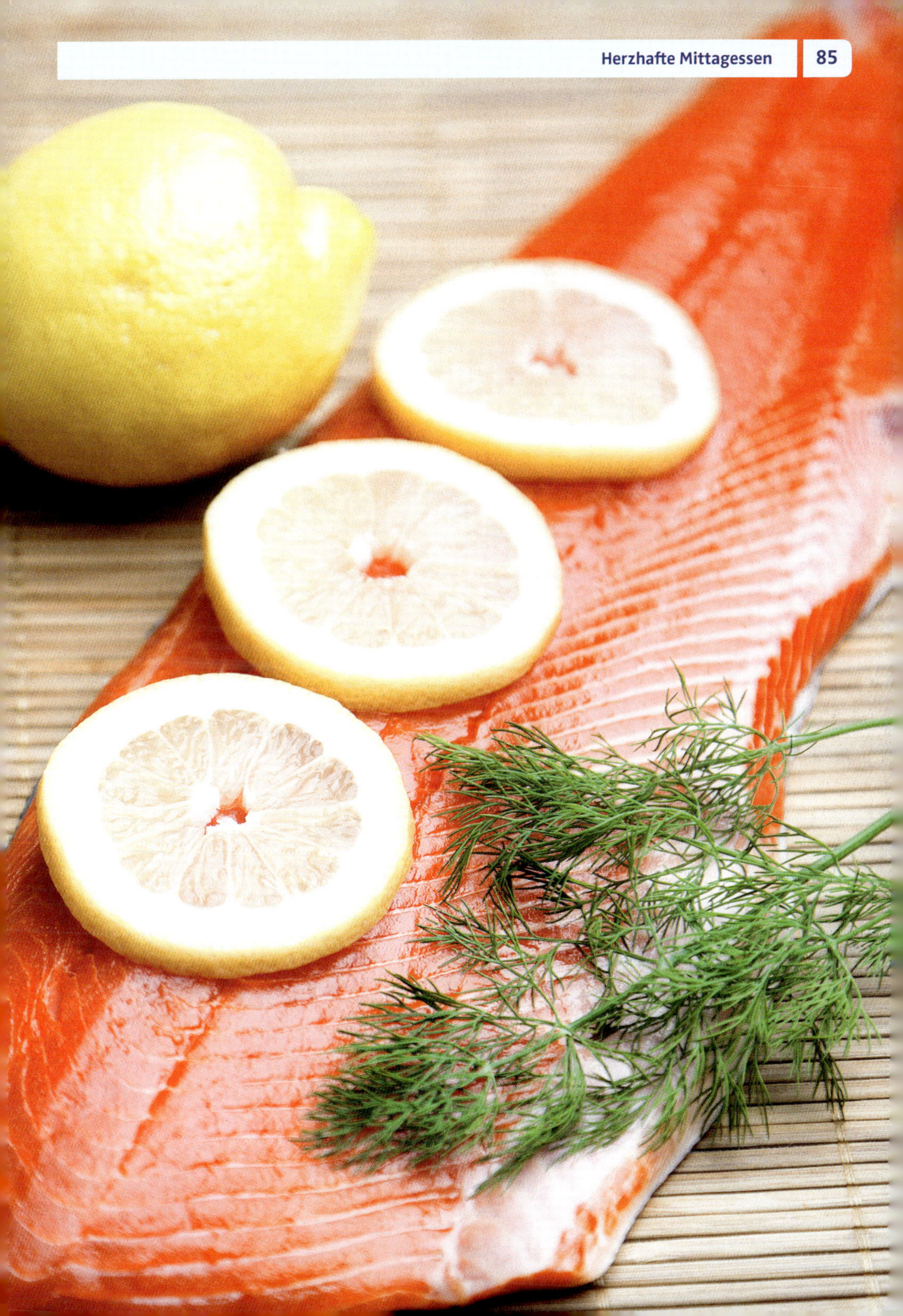

Fisch im Tomaten-Oliven-Bett

Lecker mediterran, gelingt leicht

Zubereitungszeit: 15 Minuten
Kochzeit: ca. 15 Minuten

Eine Portion enthält:

209 Kcal	3 g Ballaststoffe
27 g Eiweiß	40 mg Vit C
8 g Fett	3 mg Vit E
6 g KH	5 g Omega-3

Zutaten für 2 Personen

½ Gemüsezwiebel
2 Knoblauchzehen
1 Stange Lauch
2 Tomaten
2 TL Olivenöl
2 Portionen Thunfisch- oder Makrelenfilet à 120 g
2 EL Zitronensaft
Salz, Pfeffer
je 2 Zweige Basilikum, Thymian
4 schwarze Oliven
1 Tasse Gemüsebrühe

Zubereitung

1 Die Zwiebel und die Knoblauchzehen schälen und klein würfeln. Den Lauch putzen, waschen und in feine Streifen schneiden. Die Tomaten waschen, halbieren, den Stängelansatz herausschneiden und das Fruchtfleisch in grobe Würfel schneiden.

2 Öl erhitzen, nacheinander die Zwiebel- und Knoblauchwürfel, die Lauchstreifen und die Tomatenwürfel andünsten.

3 Zwischenzeitlich das Fischfilet säubern, mit dem Zitronensaft säuern und mit wenig Salz salzen.

4 Die Gemüsemasse mit den Gewürzen und den gewaschenen und fein gehackten Kräutern abschmecken, mit der Gemüsebrühe angießen, die Oliven und den Fisch dazu geben und in 5–10 Minuten bei geringster Wärmestufe gar ziehen lassen.

TIPPS UND HINWEISE

Als Beilage eignen sich Basilikumspaghetti (Rezept siehe Seite 90).

Gemüsepfanne mit Lachs

Mit Hirse-Beilage

Zubereitungszeit: 10 Minuten
Garzeit: 5 Minuten

Eine Portion enthält:

601 Kcal	99 mg Vit C
36 g Eiweiß	4,5 mg Vit E
23 g Fett	1,5 g Omega-3
59 g KH	285 mg Kalzium
14 g Ballaststoffe	

Zutaten für 2 Personen

Für den Lachs:

2 Karotten
1 kleine Zucchini
1 kleiner Kohlrabi
2 Frühlingszwiebeln
2 TL Sojaöl
2 Portionen Lachs à 100 g
Salz, Pfeffer
2 TL Zitronensaft
2 EL Wasser
2 EL Kondensmilch, 4 % Fett

Für die Beilage:

1 Tasse Hirse (ca. 120 g)
600 ml Gemüsebrühe
Salz, Pfeffer

Zubereitung

1 Das Gemüse waschen, putzen und in feine Streifen schneiden.

2 Das Öl erhitzen und das klein geschnittene Gemüse darin kurz andünsten. Den Lachs darauf geben und kurz anbräunen, mit den Gewürzen abschmecken. Das Lachsgemüse mit der Flüssigkeit aus Zitronensaft, Wasser und Kondensmilch aufgießen und abgedeckt 5 Minuten garen.

3 Für die Hirsebeilage die Gemüsebrühe zum Kochen bringen, die Hirse darin in 15 Minuten garen, evtl. noch Flüssigkeit zugießen und mit Salz und Pfeffer abschmecken.

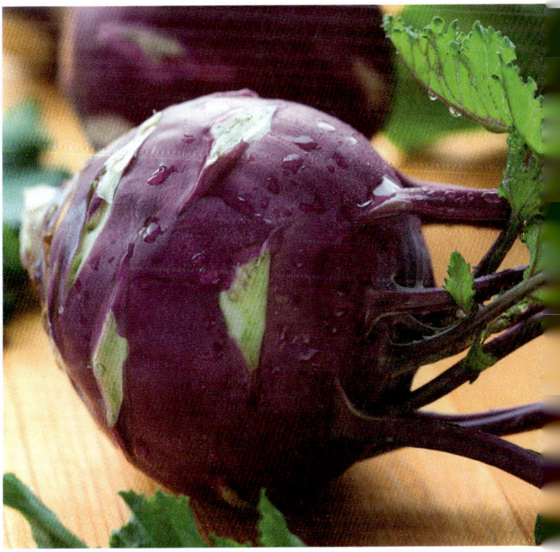

Makrelenfilet im Gemüsebett

Mit mediterranem Gemüse

Zubereitungszeit: 15 Minuten
Garzeit: ca. 8 Minuten

Eine Portion enthält:

262 Kcal	8 g Ballaststoffe
30 g Eiweiß	80,5 mg Vit C
7 g Fett	5,5 mg Vit E
15 g KH	3 g Omega-3

Zutaten für 2 Personen

2 Portionen Makrelenfilet à 120 g
2 EL Balsamico
1 kleine Aubergine
1 gelbe Paprika
1 Zucchini
2 Knoblauchzehen
1 Zwiebel
2 TL Olivenöl
2 EL Tomatenmark
2 EL Kondensmilch, 4 % Fett
Salz, Pfeffer, Zucker
1 Handvoll italienische Kräuter

Zubereitung

1 Die Makrelenfilets säubern, mit Balsamico säuern und salzen. Gemüse waschen, putzen und in grobe Stücke schneiden.

2 Öl erhitzen, Gemüse, Zwiebeln und Knoblauch darin andünsten, das Tomatenmark kurz mitrösten und mit der Kondensmilch ablöschen.

3 Das Fischfilet auf das Gemüsebett setzen und ca. 5–10 Minuten bei geringer Hitze gar ziehen lassen. Mit den Gewürzen und den gewaschenen und fein gehackten Kräutern abschmecken.

TIPPS UND HINWEISE

Als Beilage eignet sich ein Tomaten-Vollkorn-Risotto.
Kräuter enthalten neben Aromastoffen ein breites Spektrum an Vitaminen, Mineralstoffen und sekundären Pflanzenstoffen. Verwenden Sie möglichst frische oder tiefgefrorene, aber keine getrockneten Kräuter. Und kochen Sie sie nicht zu lange, sonst werden die Vitalstoffe zerstört.

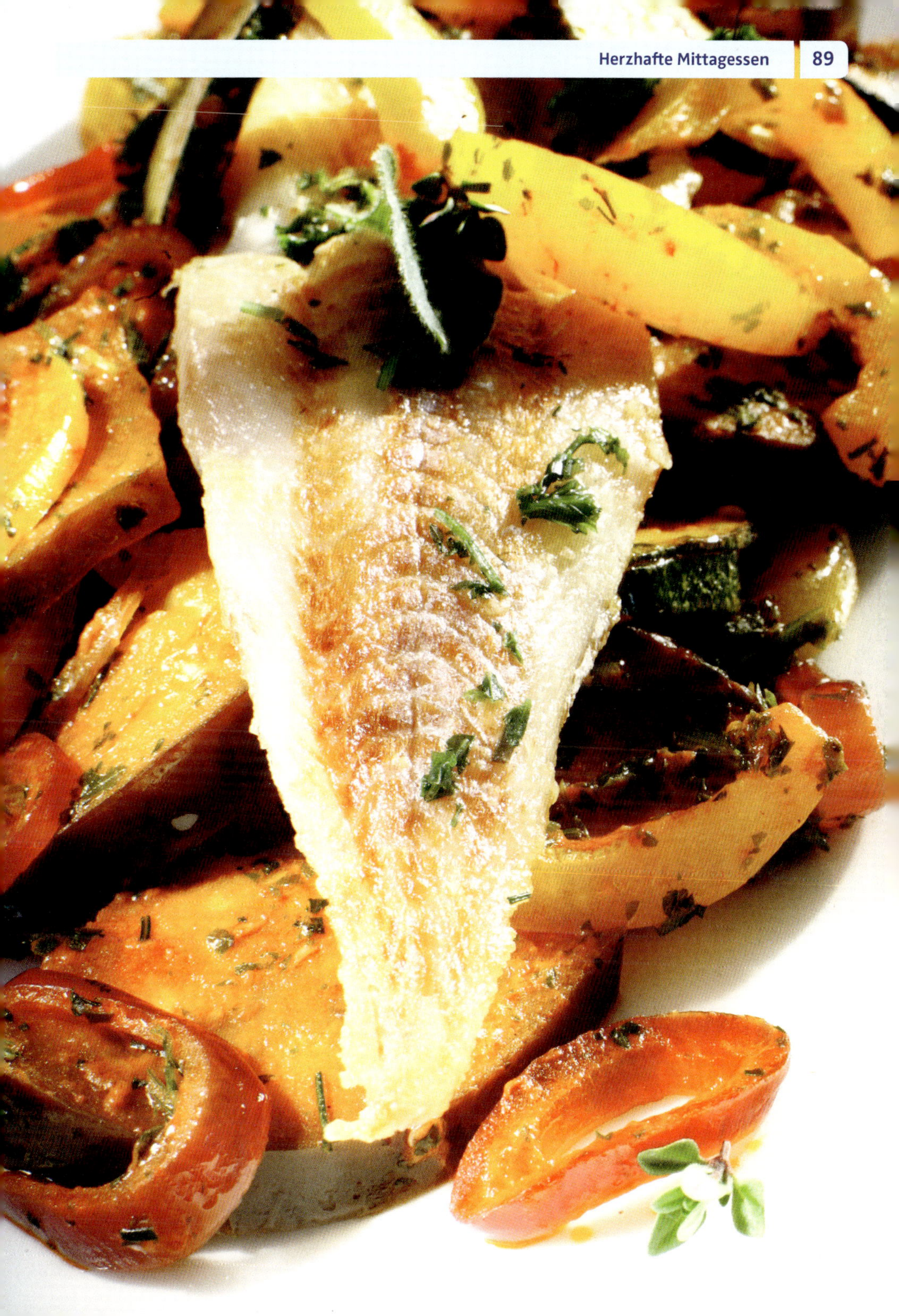

Basilikum-Spaghetti

Schmeckt herrlich italienisch

Zubereitungszeit: 20 Minuten

Eine Portion enthält:

530 Kcal	5 g Ballaststoffe
17 g Eiweiß	7 mg Vit C
26 g Fett	3 mg Vit E
58 g KH	352 mg Kalzium

Zutaten für 2 Personen

- 1 Bund Basilikum
- 1 Knoblauchzehe
- 2 TL Pinienkerne
- Salz, Pfeffer
- 160 g Vollkorn-Spaghetti
- 50 g Peccorino-Käse
- 2 EL Olivenöl

Zubereitung

1 Das Basilikum waschen, trocknen, die Blättchen von den Stängeln zupfen und fein hacken. Die Knoblauchzehe schälen und zusammen mit den Pinienkernen fein hacken.

2 Die Spaghetti in reichlich Salzwasser nach Packungsanleitung al dente garen.

3 Käse reiben, mit Öl, Basilikum, Pinienkernen und Knoblauchstückchen vermischen. Die Paste mit wenig Salz und reichlich Pfeffer abschmecken.

4 Die Spaghetti abgießen, mit der Basilikumpaste vermischen und sofort servieren.

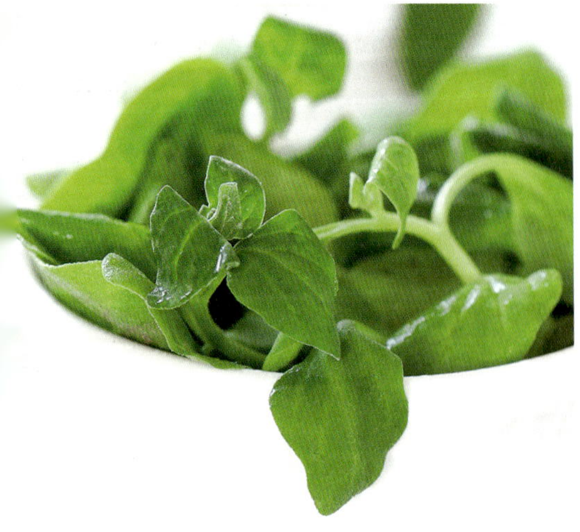

TIPPS UND HINWEISE

Eine preiswerte Variante zu den nicht ganz billigen Pinienkernen sind Sonnenblumenkerne. Anstatt Pecorino können Sie auch Schafskäse verwenden.
Basilikum ist auch eine Heilpflanze: Durch seine beruhigende, krampflösende und schmerzstillende Wirkung hilft es gut bei Magen-Darm-Beschwerden.

Überbackene Spinatkartoffeln

Raffinierte Beilage zu Fisch

Zubereitungszeit: 30 Minuten
Garzeit: ca. 35 Minuten

Eine Portion enthält:

310 Kcal	9 g Ballaststoffe
15 g Eiweiß	96 mg Vit C
14 g Fett	3,5 mg Vit E
30 g KH	562 mg Kalzium

Zutaten für 2 Personen

200 g Spinat, TK oder frisch
2 Tomaten
6 Frühlingszwiebeln
1 Knoblauchzehe
1 Handvoll gemischte Kräuter
2 TL Olivenöl
4 EL passierte Tomaten aus der Dose
Salz, Pfeffer, Cayennepfeffer
etwas Muskatnuss
4 Kartoffeln
2 EL saure Sahne
8 EL geriebener Käse, 45 % F. i. Tr.

Zubereitung

1 Den Backofen auf 200 °C vorheizen.

2 Den frischen Spinat waschen und putzen (den tiefgefrorenen Spinat auftauen lassen). Die Tomaten waschen, halbieren, das Fruchtfleisch in Würfel schneiden. Die Frühlingszwiebeln putzen, waschen und in feine Ringe schneiden. Die Knoblauchzehe schälen und zusammen mit den gewaschenen Kräutern fein hacken.

3 Öl erhitzen und zuerst die Tomaten mit den Frühlingszwiebeln andünsten, danach den Spinat, die Knoblauch-Kräutermasse und die passierten Dosentomaten dazugeben. Mit den Gewürzen pikant abschmecken.

4 Kartoffeln waschen, schälen und auf einem Gemüsehobel in dünne Scheiben hobeln.

5 Die saure Sahne in die Gemüsemasse rühren. Die Gemüsemasse und die Kartoffelscheiben schichtweise in eine Auflaufform füllen. Mit dem geriebenen Käse bestreuen und ca. 30–40 Minuten backen.

TIPPS UND HINWEISE

Zu den überbackenen Spinatkartoffeln passt Fisch besonders gut.

Nussiger Kräuterreis à la mediterranée

Herzhaft-würzig

Zubereitungszeit: 10 Minuten
Garzeit: ca. 35 Minuten

Eine Portion enthält:

443 Kcal	4 g Ballaststoffe
9 g Eiweiß	10 mg Vit C
24 g Fett	2 mg Vit E
48 g KH	199 mg Kalzium

Zutaten für 2 Personen

8 EL Vollkornreis
500 ml Gemüsebrühe
2 Knoblauchzehen
2 gehäufte EL Walnüsse
4 TL Sesamsamen
2 TL Walnussöl
3 EL gemischte Kräuter

Zubereitung

1 Den Reis in der Gemüsebrühe mit den Knoblauchzehen 30–40 Minuten garen. Am Ende der Garzeit die Knoblauchzehen entfernen.

2 Den gegarten Reis mit den gehackten Walnüssen, den trocken angerösteten Sesamsamen, dem Walnussöl und den gewaschenen, gezupften und fein gehackten Kräutern vermischen und sofort servieren.

Hirse-Risotto

Schmeckt als Hauptgericht oder Beilage

Zubereitungszeit: 15 Minuten
Garzeit: ca. 20 Minuten

Eine Portion enthält:

363 Kcal	14 g Ballaststoffe
14 g Eiweiß	14,5 mg Vit C
9 g Fett	3,5 mg Vit E
56 g KH	131,5 mg Kalzium

Zutaten für 2 Personen

1 kleine Lauchstange
2 Karotten
2 TL Sonnenblumen- oder Rapsöl
1 Tasse Hirse (ca. 120 g)
600 ml Gemüsebrühe
Salz, Pfeffer

Zubereitung

1 Das Gemüse waschen, putzen und in feine Streifen schneiden. Öl erhitzen und die Gemüsestücke darin anbräunen, die Hirse dazu geben und kurz mitrösten. Die Gemüsebrühe dazugießen und mit den Gewürzen abschmecken.

2 Die Herdplatte herunterdrehen und die Hirse in 15–20 Minuten ausquellen lassen. Eventuell noch schluckweise Flüssigkeit zugießen.

Gebratener Weizen

Leckere Alternative zu Reis
(Weizen über Nacht quellen lassen)

Zubereitungszeit: 10 Minuten
Quellzeit: 10 Stunden
Garzeit: 1 Stunde

Eine Portion enthält:

324 Kcal	8 g Ballaststoffe
11 g Eiweiß	17,5 mg Vit C
13 g Fett	1,5 mg Vit E
41 g KH	123,5 mg Kalzium

Zutaten für 2 Personen

6 EL Weizenkörner
2–4 Tassen Gemüsebrühe
1 kleine Zwiebel
1 Knoblauchzehe
2 TL Oliven- oder Rapsöl
Salz, Pfeffer
½ kleine Dose Maiskörner
2 EL gemischte Kräuter

Zubereitung

1 Weizenkörner am Vorabend in der Gemüsebrühe quellen lassen (abgedeckt, im Kühlschrank). Die Weizenkörner abbrausen, in einen Topf geben und in reichlich Salzwasser zugedeckt 1 Stunde köcheln lassen.

2 Die Zwiebel und die Knoblauchzehe schälen und fein hacken. Öl erhitzen und die Zwiebel- und Knoblauchwürfel darin goldgelb andünsten. Mit den Gewürzen abschmecken.

3 Die Weizenkörner nach Ende der Garzeit abgießen, die Zwiebel-Knoblauchmasse untermischen und die Maiskörner kurz darin erwärmen. Mit den gehackten Kräutern bestreut servieren.

TIPPS UND HINWEISE

Sehr lecker schmeckt der Weizen, wenn Sie etwas fein geschnittenen Edamer kurz vor dem Servieren über die Körner streuen. Durch die im Vollkorn enthaltene Kleie regen Weizenkörner die Darmfunktion an. Außerdem hat Weizen eine sättigende Wirkung und unterstützt damit das dauerhafte Abnehmen.

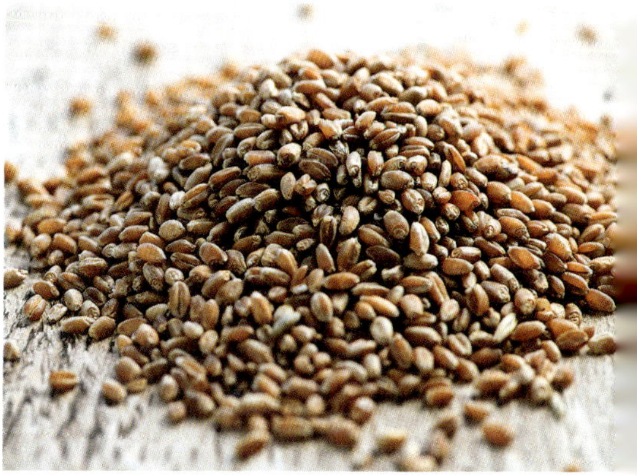

Gebratenes Rindfleisch „Hong Kong"

Mit nussiger Note

Zubereitungszeit: 25 Minuten
Marinierzeit: 30 Minuten

Eine Portion enthält:

363 Kcal	5 g Ballaststoffe
36 g Eiweiß	59,5 mg Vit C
17 g Fett	2 mg Vit E
17 g KH	

Zutaten für 2 Personen

2 kleine Rindersteaks à 100 g
1 Knoblauchzehe
1 Stück Ingwer
2 TL Weizenstärke
1 EL Sojasauce (für das Fleisch)
2 Frühlingszwiebeln
1 rote Paprika
8 mittlere Champignons
2 TL Walnussöl
2 EL Sojasauce (für das Gemüse)
Curry-, Paprikapulver, Kurkuma, Cayennepfeffer
2 EL Cashewnüsse

TIPPS UND HINWEISE

Bei Geschnetzeltem können Sie leicht die empfohlene Fleischportion von 100 g pro Tag einhalten. Rechnen Sie dazu die doppelte Menge an Gemüse, z. B. Tomaten, Paprika oder Auberginen.

Zubereitung

1 Das Rindfleisch in schmale Streifen schneiden.

2 Den Knoblauch und den Ingwer schälen und in kleine Würfel schneiden. Die Fleischstreifen zusammen mit dem Knoblauch und dem Ingwer in eine Schüssel geben.

3 Die Stärke mit der Sojasauce glatt rühren und über das Fleisch geben, 30 Minuten marinieren.

4 Die Frühlingszwiebeln und die Paprika waschen, putzen und in kleine Stücke schneiden. Die Champignons putzen, den unteren Teil des Stiels abschneiden und die Pilze vierteln.

5 Die Hälfte des Öls in eine beschichtete Pfanne geben, die Fleischstreifen darin scharf anbraten und warm stellen. Das restliche Öl in die Pfanne geben und die Gemüsesorten darin anbraten. Das Fleisch dazu geben und mit Sojasauce und den Gewürzen abschmecken.

6 Die Cashewnüsse kurz vor dem servieren über das Gericht streuen.

Broccoli-Kartoffel-Püree

Leckere Beilage zu Fisch- und Fleischgerichten

Zubereitungszeit: 10 Minuten
Garzeit: 20 Minuten

Eine Portion enthält:

141 Kcal	7 g Ballaststoffe
7 g Eiweiß	89 mg Vit C
1 g Fett	1 mg Vit E
26 g KH	203 mg Kalzium

Zutaten für 2 Personen

4 Kartoffeln
600 ml Gemüsebrühe
200 g Broccoli
Muskatnuss, Kümmel
Salz, Pfeffer
2 TL mittelscharfer Senf

Zubereitung

1 Kartoffeln schälen und in der Gemüsebrühe garen. Nach 15 Minuten den gewaschenen Broccoli dazu geben und weitere 5 Minuten kochen.

2 Die gekochten Kartoffeln und den Broccoli zerstampfen und mit den Gewürzen abschmecken. Zum Schluss Senf dazugeben.

TIPPS UND HINWEISE

Anstatt Broccoli können Sie auch Spinat oder Karotten verwenden. Zum Karotten-Kartoffel-Püree passt Meerrettich besser als Senf. Falls nötig, geben Sie etwas Milch zum Püree. Den Püree können Sie in einer Auflaufform im Grill gratinieren.

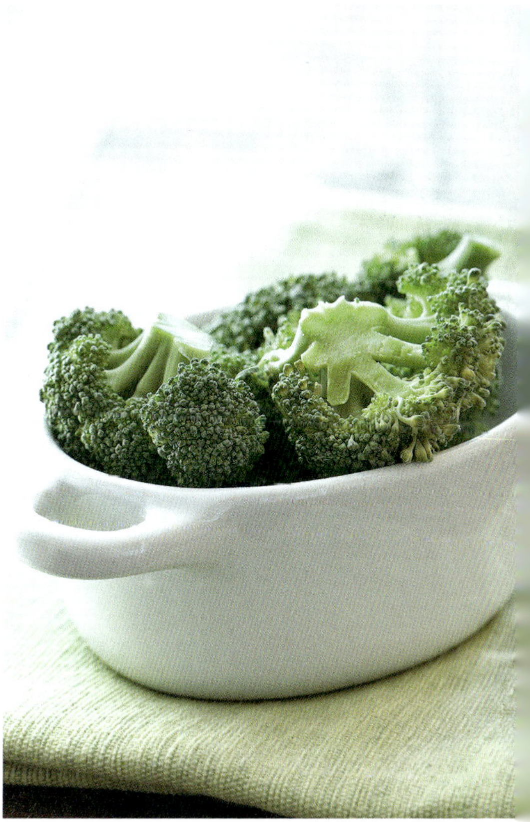

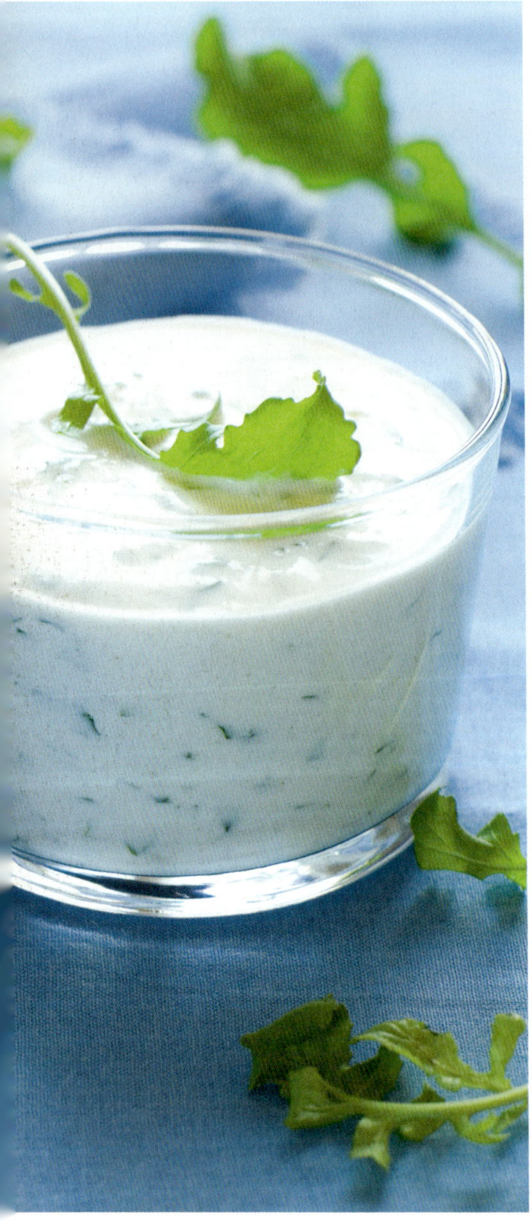

Kräutersauce nach hessischer Art

Lecker zu Pellkartoffeln oder gegrilltem Fisch

Zubereitungszeit: 10 Minuten

Eine Portion enthält:

53 Kcal	1 g Ballaststoffe
7 g Eiweiß	7 mg Vit C
0 g Fett	147,5 mg Kalzium
5 g KH	

Zutaten für 2 Personen

1 Bund gemischte Kräuter
1 kleine Zwiebel
2 kleine Knoblauchzehen
6 gehäufte EL Magerquark
2 EL Milch, 1,5 % Fett
Salz, Pfeffer
Weißweinessig (nach Geschmack)

Zubereitung

1 Kräuter verlesen, waschen, abzupfen und hacken. Die Zwiebel und die Knoblauchzehen abziehen und fein hacken.

2 Quark und Milch mit einem Schneebesen cremig rühren. Mit Salz, Pfeffer, eventuell Essig abschmecken, danach Kräuter und Zwiebel- und Knoblauchwürfel untermengen.

Paprikasauce

Besonders herzhaft

Zubereitungszeit: 10 Minuten

Eine Portion enthält:

96 Kcal	4 g Ballaststoffe
3 g Eiweiß	60,5 mg Vit C
6 g Fett	2 mg Vit E
8 g KH	

Zutaten für 2 Personen

1 rote Paprika
1 Zwiebel
1 Knoblauchzehe
2 TL Olivenöl
Salz, Pfeffer, Paprikapulver edelsüß
150 ml Gemüsebrühe

Zubereitung

1 Die Paprika waschen, putzen und würfeln. Zwiebel und Knoblauchzehe schälen und fein würfeln.

2 Das Öl erhitzen und die Zutaten darin scharf anbraten, mit den Gewürzen kräftig abschmecken und mit der Brühe ablöschen. Kurz köcheln lassen und mit dem Passierstab pürieren.

TIPPS UND HINWEISE

Etwas milder im Geschmack wird die Sauce mit Karotten anstelle der Paprika.
Die Sauce passt gut zu gebratenem Fischfilet, Salz- oder Pellkartoffeln.
Paprika sind absolute Spitzenreiter in Sachen Vitamin C: 140 mg je 100 g stecken in ihnen. Auch Vitamin A und B ist enthalten. Dabei haben Paprika nur 28 Kalorien pro 100 g.

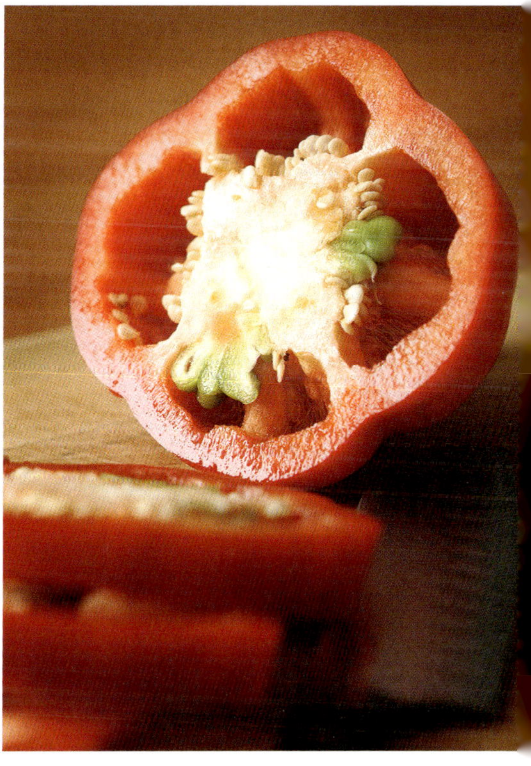

Pikante Mais-Meerrettichsauce

Passt gut zu Kartoffen

Zubereitungszeit: 10 Minuten

Eine Portion enthält:

132 Kcal	4 g Ballaststoffe
5 g Eiweiß	17,5 mg Vit C
6 g Fett	0,5 mg Vit E
14 g KH	

Zutaten für 2 Personen

6 gehäufte EL Maiskörner aus der Dose
1 kleine Zwiebel
2 TL Soja- oder Rapsöl
2 gehäufte EL Meerrettich aus dem Glas
150 ml Gemüsebrühe
Salz, Pfeffer

Zubereitung

1 Die Maiskörner abtropfen lassen. Die Zwiebel schälen und fein hacken. Öl erhitzen und den Mais und die Zwiebelwürfel darin andünsten.

2 Meerrettich dazu geben und mit der Brühe aufgießen. Mit Salz und Pfeffer abschmecken und mit einem Pürierstab durchmixen.

Apfel-Curry-Chutney

Würzig süß-sauer

Zubereitungszeit: 10 Minuten

Eine Portion enthält:

244 Kcal	4 g Ballaststoffe
3 g Eiweiß	12,5 mg Vit C
11 g Fett	4,5 mg Vit E
33 g KH	

Zutaten für 2 Personen

1 Apfel
1 kleine Zwiebel
4 TL Sonnenblumenkerne
2 TL Soja- oder Rapsöl
4 EL Apfelsaft
4 TL Honig
Salz, Pfeffer
Curry, Paprikapulver scharf

Zubereitung

1 Den Apfel waschen, schälen, halbieren, entkernen und in dünne Scheiben schneiden. Die Zwiebel schälen und fein hacken.

2 Die Apfelscheiben und die Zwiebelwürfel in heißem Öl kräftig anbraten und die Sonnenblumenkerne dazu geben. Mit dem Saft aufgießen, Honig und Gewürze dazugeben, abschmecken.

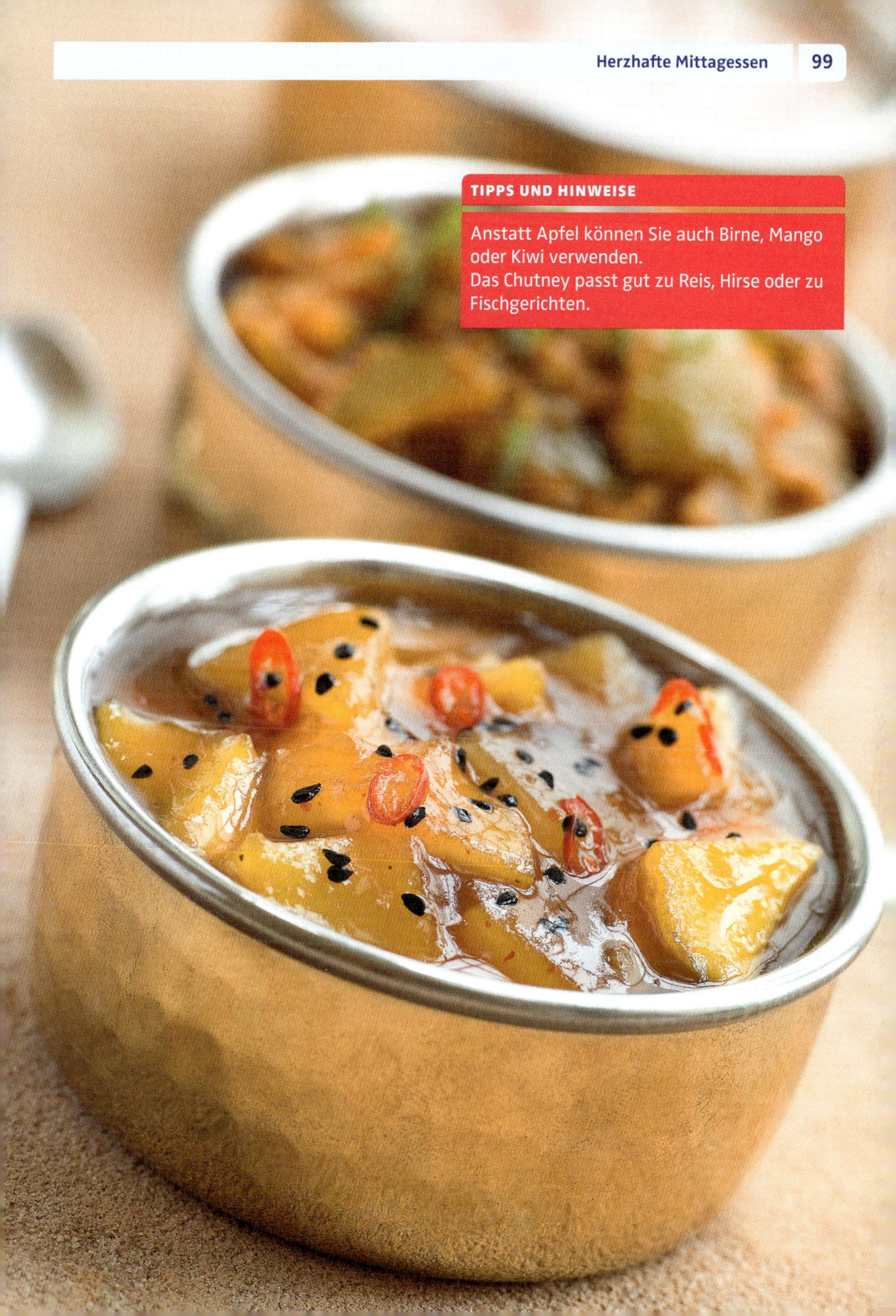

TIPPS UND HINWEISE

Anstatt Apfel können Sie auch Birne, Mango oder Kiwi verwenden.
Das Chutney passt gut zu Reis, Hirse oder zu Fischgerichten.

LEICHTE ABENDESSEN UND SALATE

Eisbergsalat mit Mandarinen

Besondere Note durch Sesam-Dressing

Zubereitungszeit: 20 Minuten

Eine Portion enthält:

97 Kcal	2 g Ballaststoffe
4 g Eiweiß	23 mg Vit C
4 g Fett	0,5 mg Vit E
10 g KH	160,5 mg Kalzium

Zutaten für 2 Personen

1 kleiner Eisbergsalat
2 EL Zitronensaft
1 Becher Joghurt, 1,5 % Fett (150 g)
Salz, Pfeffer, Zucker
2 Mandarinen
2 TL Sesamsamen

Zubereitung

1 Den Eisbergsalat putzen, waschen, trocken schleudern und in mundgerechte Stücke zerpflücken.

2 Joghurt mit Zitronensaft, Salz, Pfeffer und Zucker abschmecken.

3 Mandarinen schälen, putzen und zerteilen. Obst unter das Dressing rühren.

4 Den Sesam in einer beschichteten Pfanne (ohne Fettzugabe) anrösten.

5 Das Dressing über den Salat gießen und mit dem abgekühlten Sesam bestreut servieren.

TIPPS UND HINWEISE

Anstelle des Eisbergsalats schmecken auch Chicorée und Kopfsalat.
Die Sesamsamen können Sie auch durch Sonnenblumenkerne ersetzen.
Mandarinen enthalten, wie andere Zitrusfrüchte, viel Vitamin C. Dieses wasserlösliche Vitamin ist wichtig für Rheumatiker.

Tomaten-Grünsalat

Mit Croutons und Rettichsprossen

Zubereitungszeit: 20 Minuten

Eine Portion enthält:

168 Kcal	4 g Ballaststoffe
3 g Eiweiß	7 mg Vit C
11 g Fett	2 mg Vit E
15 g KH	

TIPPS UND HINWEISE

Wer es etwas milder mag, kann statt Rettich- Radieschensprossen verwenden. Rettichsprossen schmecken auch sehr gut auf Brot, zu Käse oder mit Eiern.

Zutaten für 2 Personen

½ kleiner Eisbergsalat
8 Cocktailtomaten
2 TL Rettichsprossen
2 TL Oliven- oder Rapsöl
2 TL Sherryessig
Salz, Pfeffer, Zucker
2 dünne Scheiben Vollkornbrot
2 TL Rapsöl

Zubereitung

1 Den Salat waschen, putzen und in Stücke zupfen. Die Cocktailtomaten waschen und halbieren. Salat und Cocktailtomaten mit den Rettichsprossen vermischen.

2 Aus den restlichen Zutaten ein Dressing herstellen und über den Salat geben.

3 Das Brot in kleine Würfel schneiden und im heißen Öl anbraten, bis es braun ist. Kräftig mit Salz und Pfeffer abschmecken. Die Croutons kurz vor dem Servieren über den Salat streuen.

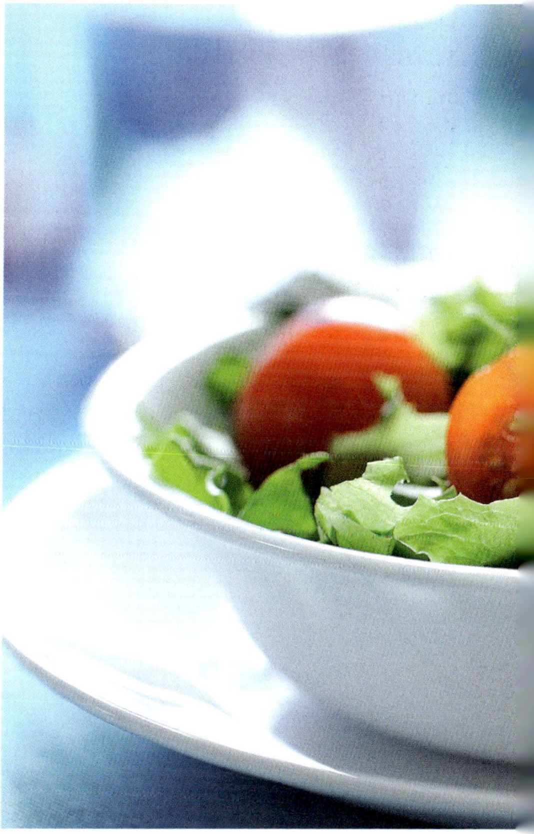

Gurkensalat mit Dill

Kalorienarm und gut vorzubereiten

Zubereitungszeit: 10 Minuten
Marinierzeit: 2 Stunden

Eine Portion enthält:

76 Kcal	2 g Ballaststoffe
2 g Eiweiß	22,5 mg Vit C
5 g Fett	1,5 mg Vit E
5 g KH	

Zutaten für 2 Personen

1 Salatgurke
1 kleine Zwiebel
1 Knoblauchzehe
4 Zweige Dill
2 TL Kürbiskern- oder Maiskeimöl
1 EL Weißweinessig
Salz, Pfeffer, Zucker

Zubereitung

1 Die Salatgurke waschen und mit Schale in sehr feine Scheiben schneiden. Zwiebel und Knoblauch schälen und in feine Würfel schneiden. Den Dill waschen, abtupfen, abzupfen und fein hacken.

2 Öl mit Essig, Zucker, Salz und Pfeffer vermischen. Zwiebel- und Knoblauchwürfel sowie Dill dazugeben.

3 Dressing über die Gurkenscheiben geben und 2 Stunden zugedeckt im Kühlschrank marinieren.

Blattsalat mit Feigen und Ziegenkäse

Mit Honig-Walnuss-Vinaigrette

Zubereitungszeit: 25 Minuten

Eine Portion enthält:

265 kcal	38,5 mg Vit C
9 g Eiweiß	25 mg Vit E
23,5 g Fett	602 mg Kalzium
5 g KH	

Zutaten für 4 Personen

1 Radicchio (ca. 100 g)
125 g Feldsalat
4 frische Feigen
100 g junger Ziegenkäse
4 EL Walnüsse
2–3 EL Weißweinessig
2 TL Honig, Pfeffer, Salz
2 EL Weizenkeimöl

Zubereitung

1 Radicchio und Feldsalat putzen. Feigen vierteln. Ziegenkäse in Stücke schneiden.

2 Walnüsse hacken, in einer Pfanne trocken rösten. Essig mit Honig, Pfeffer, Salz und Öl verrühren. Walnüsse untermischen.

3 Radicchio und Feldsalat zusammen mit den Feigen und dem Ziegenkäse auf Tellern anrichten und die Honig-Walnuss-Vinaigrette darüber geben.

Fruchtiger Rohkost-Salat

Mit Apfel- und Zitronensaft

Zubereitungszeit: 25 Minuten

Eine Portion enthält:

131 Kcal	7 g Ballaststoffe
6 g Eiweiß	72,5 mg Vit C
3 g Fett	4,5 mg Vit E
18 g KH	171,5 mg Kalzium

Zutaten für 2 Personen

200 g Weißkohl
2 Karotten
1 Apfel
2 EL Zitronensaft
2 EL Apfelsaft
2 TL Sonnenblumenkerne
8 EL Buttermilch
Salz, Pfeffer, Zucker
1 Bund Schnittlauch

Zubereitung

1 Den Weißkohl raspeln, die Karotten und den Apfel waschen, putzen und ebenfalls grob reiben. Sofort mit Zitronen- und Apfelsaft beträufeln.

2 Die Sonnenblumenkerne in einer beschichteten Pfanne ohne Fettzugabe anrösten und abkühlen lassen.

3 Aus Buttermilch, Salz, Pfeffer und Zucker nach Belieben ein Dressing herstellen. Das Dressing über die Gemüse-Obst-Streifen gießen und kurz durchziehen lassen.

4 Den Schnittlauch waschen, in feine Röllchen schneiden und unter den Salat mischen. Kurz vor dem Servieren die angerösteten Sonnenblumenkerne über den Salat streuen.

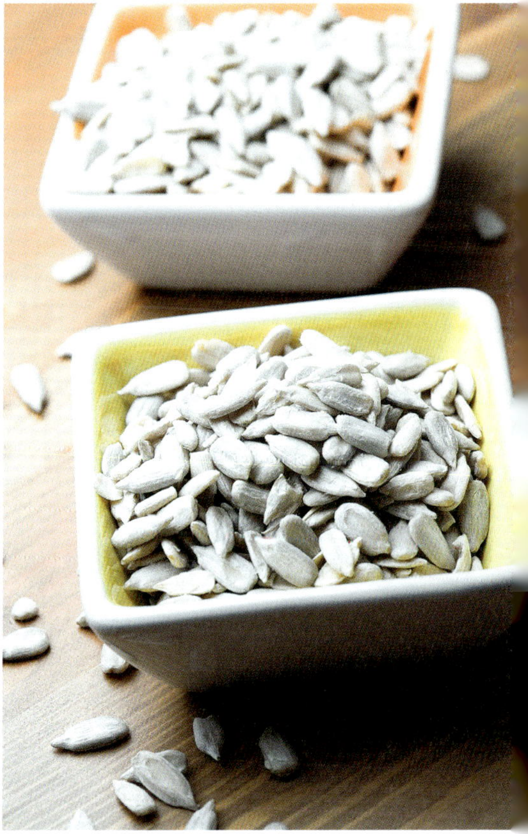

Chinakohlsalat mit Apfel und Walnuss

Besonders fruchtig

Zubereitungszeit: 15 Minuten

Das Rezept enthält:

210 Kcal	5 g Ballaststoffe
3 g Eiweiß	50,5 mg Vit C
9 g Fett	1,5 mg Vit E
28 g KH	

Zutaten für 2 Personen

½ kleiner Chinakohl
2 kleine Äpfel
2 TL Walnussöl
2 EL Zitronensaft
2 EL Apfelsaft
2 EL Rosinen
4 Walnüsse
Salz, Pfeffer, Zucker

Zubereitung

1 Den Chinakohl waschen, putzen und grob raffeln. Die Äpfel waschen, halbieren, entkernen und in Scheiben schneiden.

2 Die Apfelscheiben in Walnussöl anbraten, mit Apfel- und Zitronensaft ablöschen und die Pfanne sofort von der Platte nehmen.

3 Die Rosinen und die gehackten Walnüsse dazu geben und alles mit den Gewürzen und dem Salz abschmecken. Das noch heiße Apfeldressing über den Chinakohl geben.

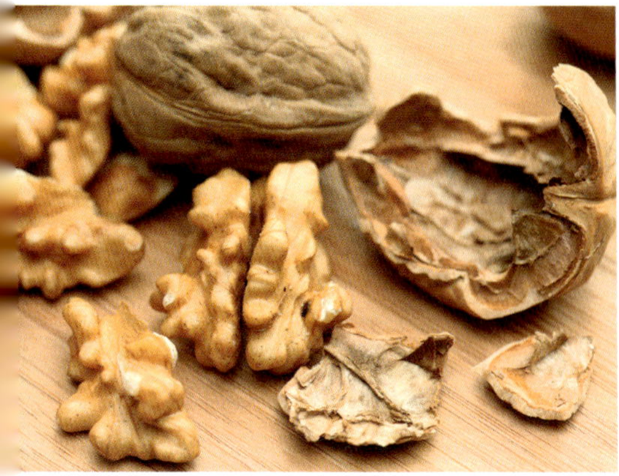

TIPPS UND HINWEISE

Chinakohl ist ein idealer Vitamin-C-Lieferant in den Wintermonaten. Außerdem ist er reich an Eiweiß und Kohlenhydraten.
Chinakohl ist sehr gut als Schonkost geeignet, da er leicht verdaulich und gut bekömmlich ist.

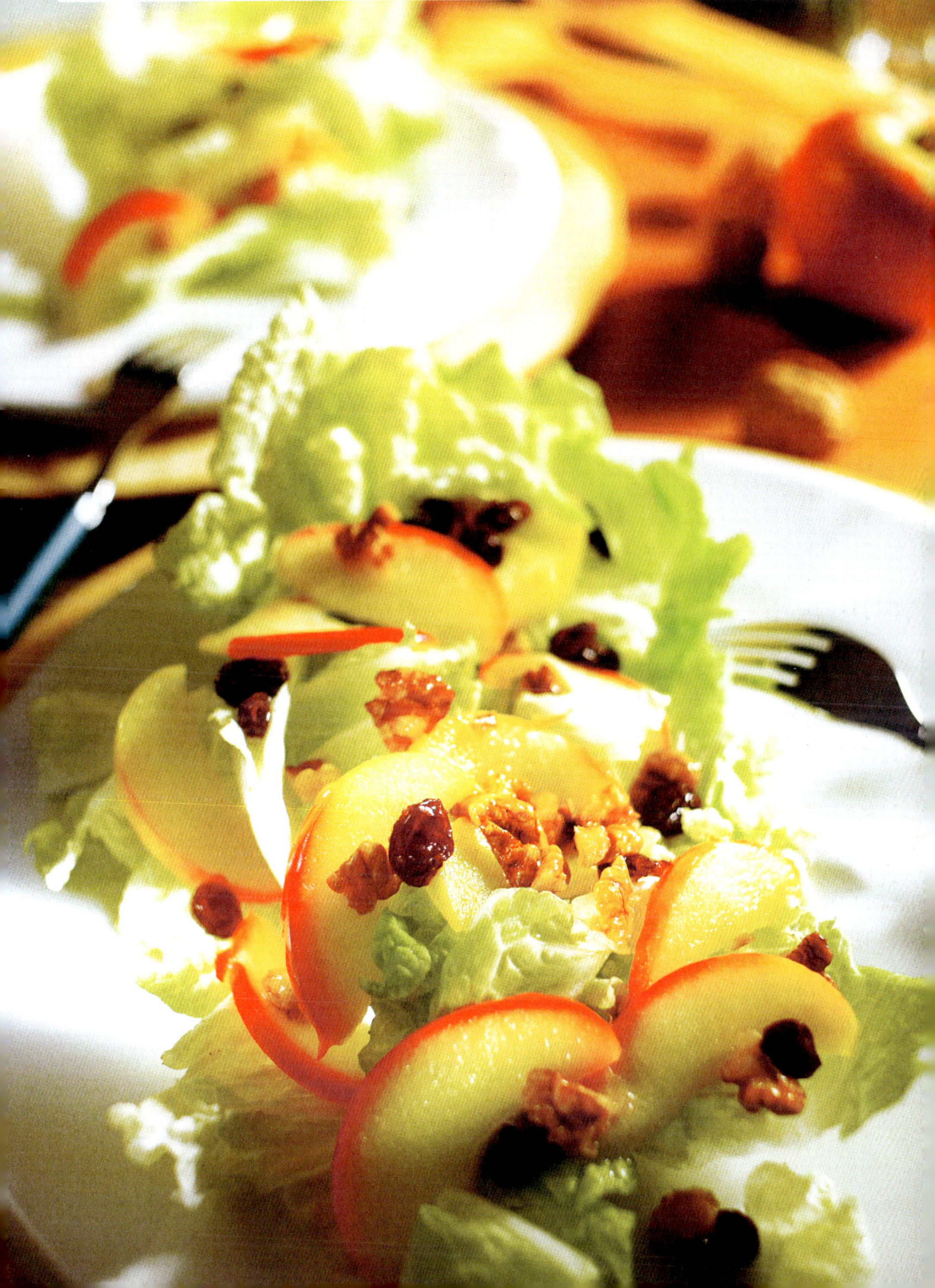

Bunter Chicoréesalat

Schön bunt mit Paprika

Zubereitungszeit: 15 Minuten

Eine Portion enthält:

99 Kcal	5 g Ballaststoffe
3 g Eiweiß	73,5 mg Vit C
6 g Fett	9 mg Vit E
8 g KH	

Zutaten für 2 Personen

2 Chicorée
½ rote Paprika
½ gelbe Paprika
½ Salatgurke
1 kleine Zwiebel
Salz, Pfeffer
2 TL Weinessig
2 TL Weizenkeim- oder Rapsöl

Zubereitung

1 Die Chicorée waschen, putzen, Wurzelansatz keilförmig herausschneiden und in Blätter zerpflücken.

2 Die Paprika waschen, putzen und in Streifen schneiden. Die Salatgurke waschen und in Scheiben schneiden.

3 Die Zwiebel schälen, in Ringe schneiden und mit Chicorée und Gurke auf einem Teller anrichten.

4 Aus den übrigen Zutaten ein Dressing zubereiten und über den Salat träufeln.

TIPPS UND HINWEISE

Achten Sie beim Einkauf auf feste Köpfe mit hellgelben Spitzen. Sind die Spitzen grün, sind sie bitter.
Das Gemüse ist kalorienarm, schonend für den Stoffwechsel und säurebindend, also besonders für Diabetiker und Rheumatiker sehr empfehlenswert, die auch von der harntreibenden Wirkung profitieren.

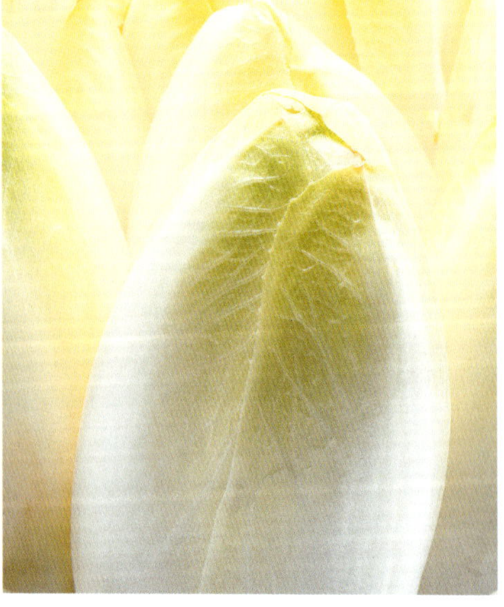

Rucolasalat mit warmem Dressing

Mit Lachsschinken

Zubereitungszeit: 15 Minuten

Das Rezept enthält:

160 Kcal	2 g Ballaststoffe
8 g Eiweiß	34,5 mg Vit C
11 g Fett	1,5 mg Vit E
6 g KH	

Zutaten für 2 Personen

1 Schale Rucolasalat
8 Cocktailtomaten
1 kleine Zwiebel
1 Knoblauchzehe
4 Scheiben Lachsschinken
1 EL Olivenöl
1 EL Balsamico
Salz, Pfeffer, Zucker

TIPPS UND HINWEISE

Dazu passt ein Vollkornbrötchen oder ein Brötchen mit Kräuterbelag (Rezept siehe Seite 113).
Anstatt Rucola können Sie Feldsalat und anstatt Cocktailtomaten frische Champignons verwenden.

Zubereitung

1 Den Rucolasalat waschen, putzen, in der Salatschleuder gut trocknen. Die Tomaten waschen und halbieren.

2 Die Zwiebel und den Knoblauch schälen, fein hacken und im heißen Olivenöl mit dem fein gewürfelten Lachsschinken scharf anbraten. Würzen, mit Balsamico ablöschen, Pfanne sofort von der Platte ziehen, abschmecken und über den Rucolasalat geben.

3 Halbierte Cocktailtomaten darüber geben und sofort servieren.

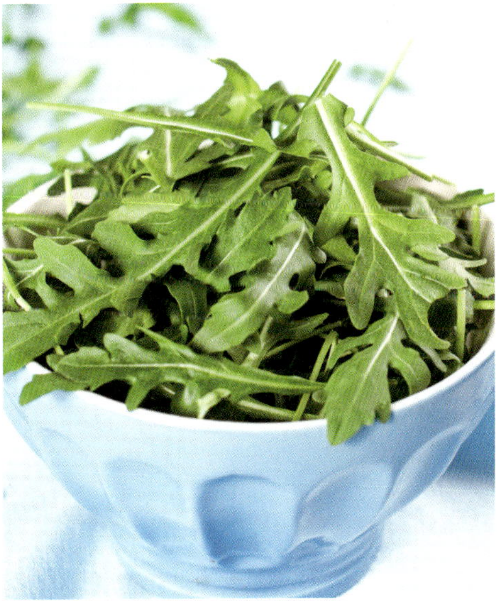

Bunter Kartoffelsalat à la Mama

Mit Gemüse „entschärft"

Zubereitungszeit: 25 Minuten
Garzeit: 20 Minuten

Eine Portion enthält:

290 Kcal	8 g Ballaststoffe
13 g Eiweiß	88 mg Vit C
12 g Fett	2,5 mg Vit E
29 g KH	

Zutaten für 2 Personen

4 Kartoffeln
80 ml Gemüsebrühe
1 kleine Zwiebel
½ Salatgurke
½ rote Paprika
½ gelbe Paprika
1 EL Soja- oder Rapsöl
1 EL Weißweinessig
½ Handvoll Petersilie und Schnittlauch
Salz, Pfeffer
2 Scheiben gekochter Schinken

Zubereitung

1 Die Kartoffeln waschen und als Pellkartoffeln garen. Die Kartoffeln pellen und in Scheiben schneiden, abkühlen lassen. Die abgekühlten Kartoffelscheiben mit heißer Gemüsebrühe übergießen.

2 Zwiebel schälen und in Scheiben schneiden. Die Salatgurke und die Paprika gründlich waschen und in Würfel schneiden.

3 Ein Dressing aus Öl, Essig, fein gehackten Kräutern und Gewürzen herstellen und über die Kartoffeln geben. Das Gemüse dazu geben und unterheben. Den Schinken würfeln und darüber streuen.

TIPPS UND HINWEISE

Mit Salatgurke und anderen Gemüsesorten, die zu mehr als 90 Prozent aus Wasser bestehen, können Sie die „Kalorienbombe" Kartoffelsalat problemlos und lecker entschärfen.

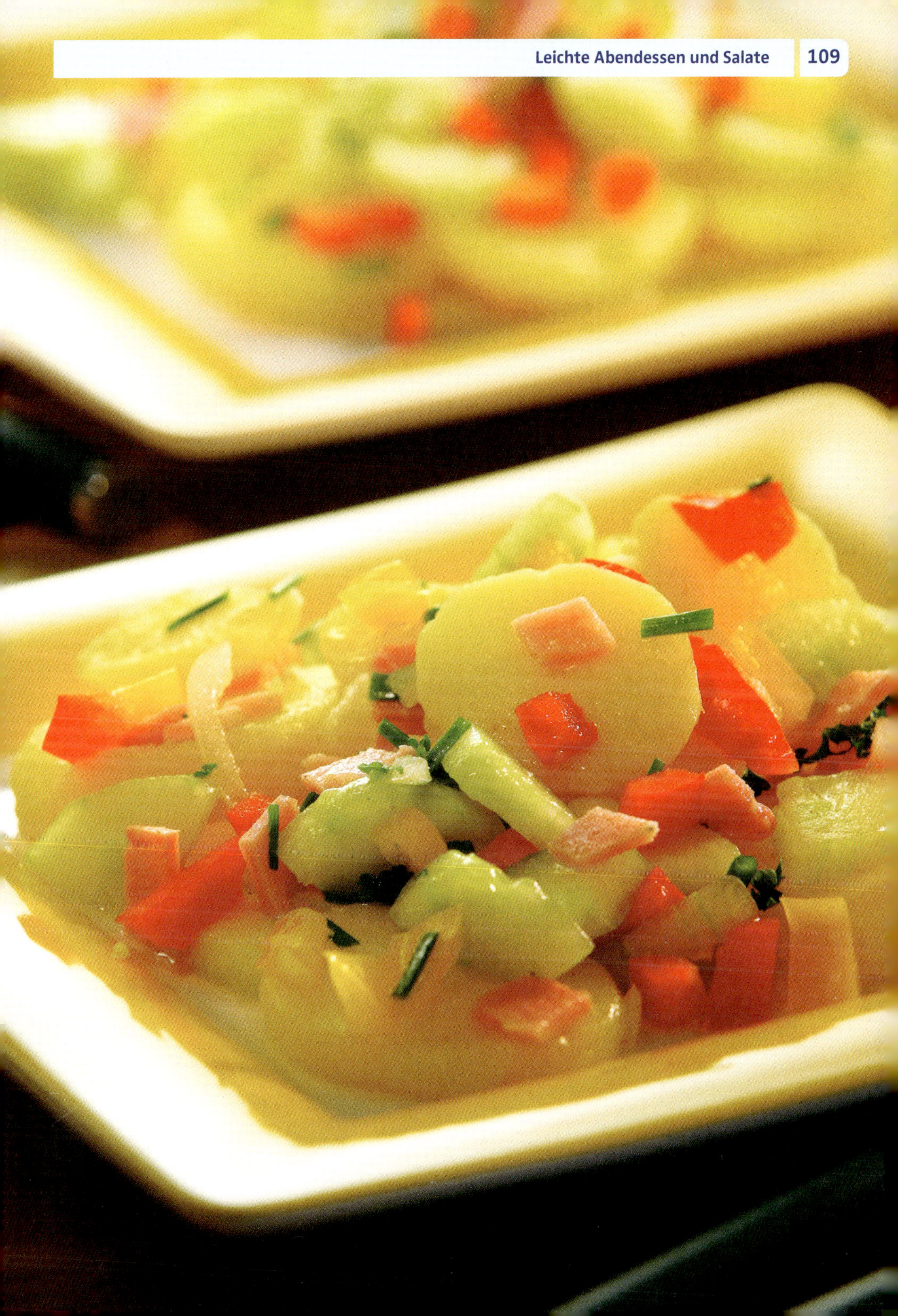

Herzhaftes Baguette

Braucht etwas mehr Zeit
(1 Stunde Gehzeit)

Zubereitungszeit: 25 Minuten
Gehzeit: 60 Minuten
Backzeit: 30 Minuten

Ein Baguette enthält:

363 Kcal	67 g KH
13 g Eiweiß	7 g Ballaststoffe
4 g Fett	1 mg Vit E

Zutaten für 4 Stück

200 g feines Weizen-Vollkornmehl Typ 1050
200 g Weizenmehl Typ 405
1 Hefewürfel
200 ml lauwarmes Wasser
½ TL Salz
2 TL Soja- oder Rapsöl

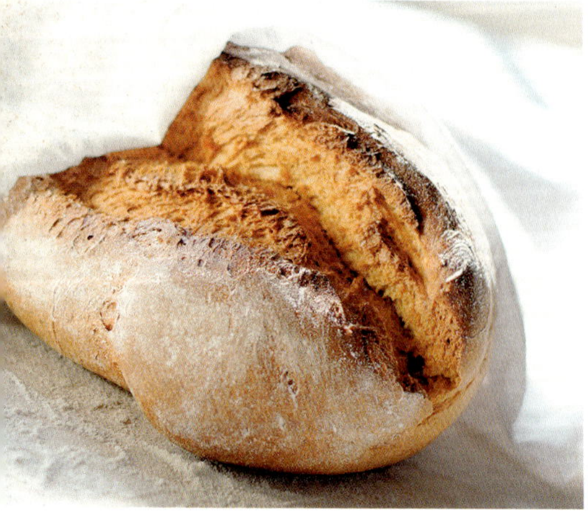

Zubereitung

1 Die beiden Mehle gut mischen und in eine Schüssel sieben, in die Mitte eine Mulde drücken. Die Hefe hineinbröckeln und mit dem lauwarmen Wasser übergießen. Den Hefeansatz mit etwas Mehl vom Muldenrand bestreuen. Die Schüssel mit einem Küchentuch abdecken und den Vorteig an einem warmen Ort etwa eine halbe Stunde gehen lassen.

2 Den Backofen auf 220 °C vorheizen.

3 Das Mehl und das Salz unter den Teigansatz arbeiten, etwa 5 Minuten kneten und zum Schluss das Öl unterarbeiten.

4 Aus dem Teig vier gleichgroße Baguettes ausformen. Die Baguettes auf ein mit Backpapier ausgelegtes Backblech setzen, abdecken und an einem warmen Ort bis zur doppelten Größe aufgehen lassen.

5 Die Brote einige Male mit einem scharfen Messer schräg einritzen und auf der mittleren Schiene des Backofens etwa 30 Minuten backen.

Krebssalat mit Mangos

Besonders frisch mit Zitrus-Dressing

Zubereitungszeit: ca. 15 Minuten

Eine Portion enthält:

417 Kcal	4,3 g Ballaststoffe
17 g Eiweiß	129,5 mg Vit C
28 g Fett	8,5 mg Vit E
21 g KH	117 mg Kalzium

Zutaten für 2 Personen

2 Mangos
½ Stange Lauch
¼ Chilischote
2 Knoblauchzehen
Ingwer, Pfeffer, Salz
200 g Flusskrebse
Saft von ½ Orange
Saft von 2 Limetten
Saft von 1 Zitrone
100 ml Olivenöl
½ Bund frischer Dill

Zubereitung

1 Das Mangofleisch um den Kern herum abschneiden, schälen und klein würfeln. Den Lauch putzen, halbieren und in dünne Streifen schneiden.

2 Die Knoblauchzehen schälen und mit der Chilischote und dem Ingwer (nach Geschmack) sehr fein hacken. Die Gewürze mit dem Mangofleisch und dem Lauch mischen. Die Flusskrebse abspülen und unter den Salat heben. Mit Salz und Pfeffer abschmecken.

3 Für das Dressing die Säfte mit dem Olivenöl verrühren, den Dill fein hacken und mit der Flüssigkeit mischen. Das Dressing über den Mangosalat gießen, wenden und etwa eine halbe Stunde im Kühlschrank ziehen lassen.

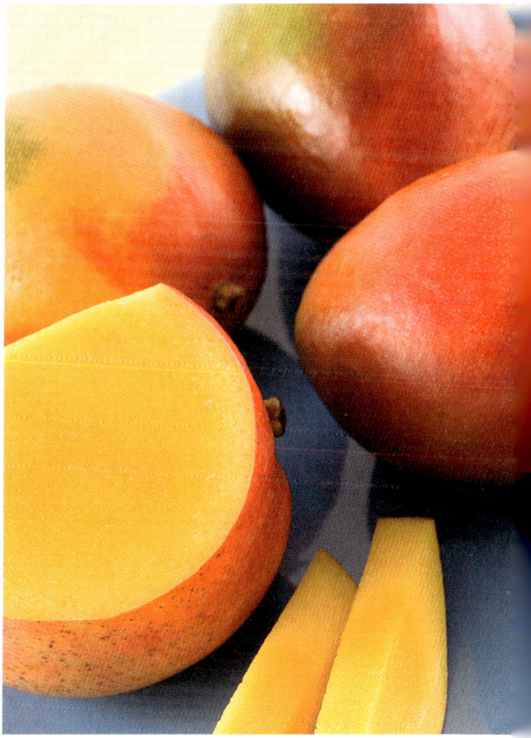

Hefefladen

Herzhaft mit Vollkornmehl

Zubereitungszeit: 20 Minuten
Gehzeit: 20 Minuten
Backzeit: 20 Minuten

Ein Fladen enthält:

204 Kcal	8 g Ballaststoffe
8 g Eiweiß	0,5 mg Vit C
1 g Fett	0,5 mg Vit E
39 g KH	

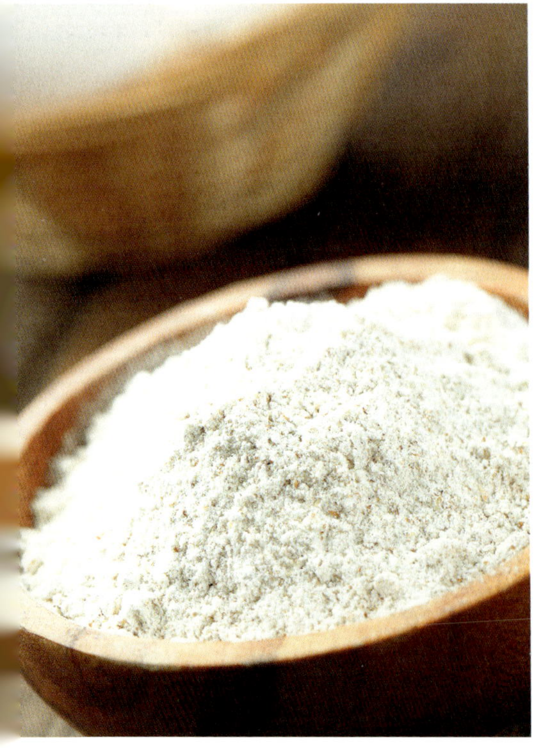

Zutaten für 8 Stück

350 g Roggen-Vollkornmehl
150 g Weizen-Vollkornmehl Typ 1050
375 ml lauwarmes Wasser
Salz, Pfeffer
1 Pck. Trockenhefe
2 TL Kräuter nach Wahl

Zubereitung

1 Den Backofen auf 225 °C vorheizen.

2 Die beiden Mehle miteinander mischen und mit dem Wasser, dem Salz und der Hefe zu einem glatten Teig verkneten.

3 Die Kräuter unterkneten und 8 flache Fladen ausformen.

4 Die Fladen auf einem Backblech 20 Minuten an einem warmen Ort gehen lassen. Mit Wasser bestreichen, mit etwas Mehl bestäuben und im Backofen ca. 20 Minuten backen lassen.

TIPPS UND HINWEISE

In Vollkornmehl sind alle Bestandteile eines Kornes mit den wichtigen Nährstoffen enthalten. Die Oberhaut enthält Ballaststoffe, Samen- und Fruchtschale enthalten Vitamine und Mineralstoffe. Der Mehlkörper enthält Stärke und Eiweiß, der Keimling Fett und Eiweiß. Deshalb sind Vollkornprodukte sehr gesund.

Brötchen mit Kräuterbelag

Mit italienischer Note

Zubereitungszeit: 10 Minuten
Backzeit: ca. 10 Minuten

Eine Portion enthält:

193 Kcal	4 g Ballaststoffe
6 g Eiweiß	1,5 mg Vit C
7 g Fett	1,5 mg Vit E
26 g KH	

Zutaten für 2 Personen

2 Vollkornbrötchen
je 2 Zweige Petersilie, Basilikum, Salbei, Thymian
2 TL geriebener Parmesan
2 TL Olivenöl
Salz, Pfeffer

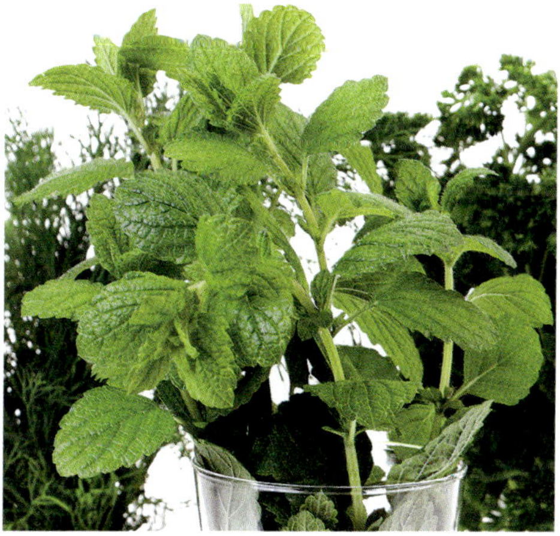

Zubereitung

1 Den Backofen auf 220 °C vorheizen. Brötchen halbieren.

2 Die Kräuter waschen, abzupfen und fein hacken. Den Käse, das Öl und wenig Salz und Pfeffer zu den Kräutern geben und zu einer einheitlichen Masse vermengen.

3 Die beiden Brötchenhälften damit bestreichen und im Ofen ca. 5–10 Minuten überbacken.

TIPPS UND HINWEISE

Für einen pikanteren Geschmack können Sie zusätzlich fein gehackte Oliven zu den Kräutern geben.

Thunfisch-Sandwich „Vitale“

Mit leckerer Joghurtsauce

Zubereitungszeit: 20 Minuten

Eine Portion enthält:

371 Kcal	4 g Ballaststoffe
27 g Eiweiß	34,5 mg Vit C
19 g Fett	11 mg Vit E
24 g KH	2,5 mg Omega-3

Zutaten für 2 Personen

- 4 Scheiben Vollkorn-Toastbrot
- 4 Blätter Eisbergsalat
- 1 Dose Thunfisch naturell
- 1 kleine Zwiebel
- ½ rote Paprika
- 4 TL Joghurt, 1,5 % Fett
- 4 TL saure Sahne
- 2 TL Senf
- Salz, Pfeffer
- etwas Paprikapulver edelsüß
- 2 Zweige Petersilie

Zubereitung

1 Das Vollkorn-Toast toasten.

2 Eisbergsalat waschen, putzen, trocken tupfen und auf die Toastscheiben legen. Den Thunfisch in mundgerechte Stücke teilen, die Zwiebel schälen und in dünne Scheiben schneiden. Die Paprikaschote waschen, putzen und in feine Streifen schneiden.

3 Den Joghurt mit der sauren Sahne und dem Senf vermischen und mit den Gewürzen kräftig abschmecken.

4 Die Sauce mit dem Fisch und dem Gemüse vermischen, unterheben und auf das Salatblatt geben, mit Petersilie garnieren und die zweite Toastscheibe darüberlegen.

TIPPS UND HINWEISE

Anstatt Thunfisch können Sie auch ein kleines Fischfilet dünsten. Dazu Kabeljau oder Schellfisch 2–3 Minuten in einen Essig-Piment-Wassersud geben. Das Fischfilet aus dem Sud nehmen, trocken tupfen und gut abkühlen lassen. Den Sud durchsieben und einen Teelöffel davon in die Sauce geben. Einen mediterranen Touch erhalten Sie, wenn Sie ein oder zwei schwarze Oliven in die Sauce würfeln.

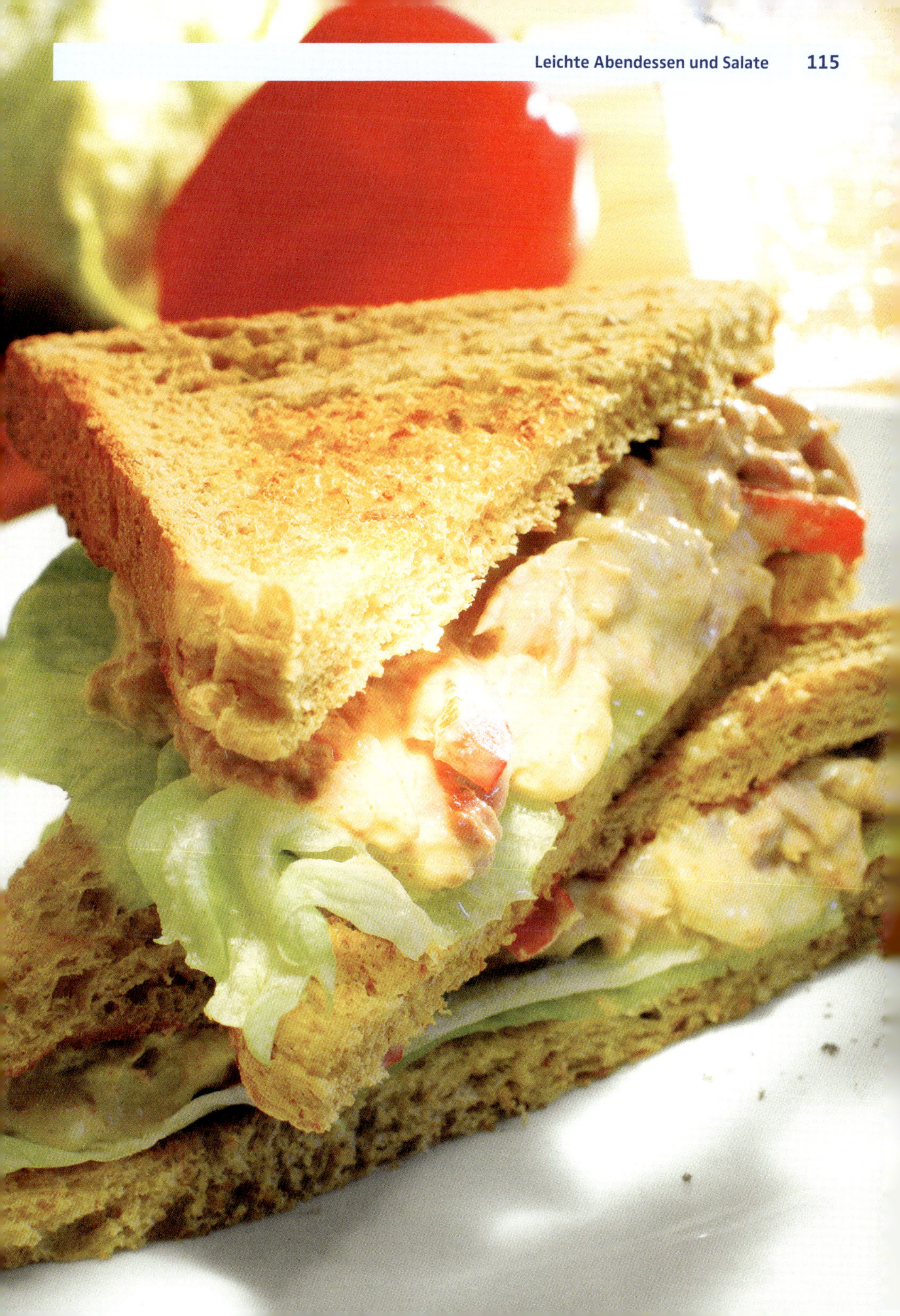

Fisch-Gemüse-Aspik

Gut vorzubereiten

Zubereitungszeit: 25 Minuten
Kühlzeit: 2 Stunden

Eine Portion enthält:

220 Kcal	6 g Ballaststoffe
21 g Eiweiß	46 mg Vit C
9 g Fett	2,5 mg Vit E
13 g KH	0,5 g Omega-3

Zutaten für 2 Personen

7 Blatt weiße Gelatine
300 ml Gemüsebrühe
120 g Lachsfilet
1 Karotte
½ rote Paprika
100 g Erbsen (TK)
4 TL Zitronensaft
Salz, Pfeffer

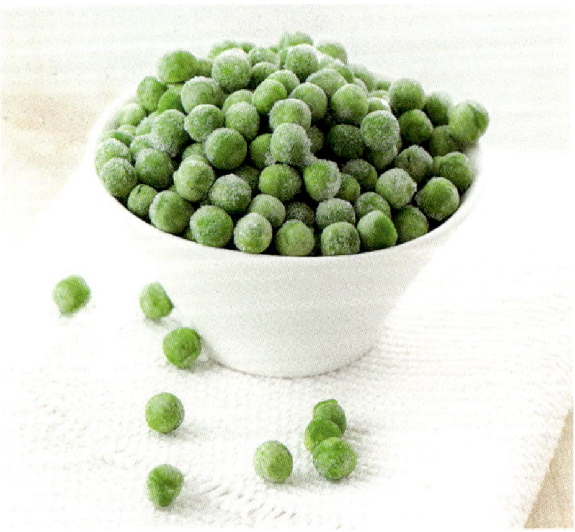

Zubereitung

1 Die Gelatine in kaltem Wasser einweichen.

2 Die Gemüsebrühe zum Kochen bringen. Das Lachsfilet in kleine Stücke schneiden und in der leicht köchelnden Brühe gar ziehen lassen. Sobald das Fischfleisch fest geworden ist, Filet herausnehmen und abkühlen lassen. Die Gemüsebrühe aufbewahren.

3 Gemüse putzen, waschen und in kleine Stücke schneiden. Die Erbsen auftauen lassen. Das Gemüse in der Gemüsebrühe bissfest garen. Die Gemüsebrühe auffangen und die eingeweichte und ausgedrückte Gelatine darin unter Rühren auflösen, mit Zitronensaft, Salz und Pfeffer würzen.

4 Etwas von der Brühe in ein kleines, hohes Gefäß (ca. 9 x 9 cm) gießen, leicht gelieren lassen. Fischfiletstücke darauf legen und wieder mit etwas Brühe bedecken. Auf die gleiche Art Gemüse einschichten und mit der Brühe abschließen.

5 Die Sülze mindestens 2 Stunden kalt stellen, stürzen und mit einem scharfen Messer in ca. 1 cm dicke Scheiben schneiden.

Champignon-Nudel-Pfanne

Mit saurer Sahne

Zubereitungszeit: 20 Minuten
Kochzeit: 12 Minuten

Eine Portion enthält:

309 Kcal	8 g Ballaststoffe
14 g Eiweiß	26,5 mg Vit C
8 g Fett	1,5 mg Vit E
44 g KH	

Zutaten für 2 Personen

1 Knoblauchzehe
1 Stange Lauch
300 g frische Champignons
4 EL Mais, tiefgekühlt
2 TL Oliven- oder Rapsöl
Salz, Pfeffer
Muskat, Knoblauch, Majoran
100 g Hartweizen-Nudeln
2 EL saure Sahne, 10 % Fett
1 Handvoll Petersilie

Zubereitung

1 Die Knoblauchzehe schälen und in kleine Würfel schneiden. Den Lauch halbieren und unter fließendem, kalten Wasser kurz waschen. Die Champignons putzen, bei Bedarf waschen und in große Stücke schneiden. Die tiefgekühlten Maiskörner auftauen lassen.

2 Das Öl in einem Topf erhitzen, die Knoblauchwürfel darin andünsten, die Champignons und den Lauch dazu geben und mit den Gewürzen abschmecken.

3 In einem großen Topf ca. 2 Liter Salzwasser zum Kochen bringen und die Nudeln darin nach Packungsangabe bissfest garen. Nach Ende der Garzeit die abgetropften Nudeln und die Maiskörner unter die Gemüse-Pilzmasse mischen.

4 Die saure Sahne und die gewaschene, fein gehackten Petersilie unterrühren und sofort servieren.

Fischfrikadellen

Frisch mit Dill und Zitrone

Zubereitungszeit: 20 Minuten
Ruhezeit: 30 Minuten

Eine Frikadelle enthält:

182 Kcal	1 g Ballaststoffe
19 g Eiweiß	8,5 mg Vit C
7 g Fett	2 mg Vit E
10 g KH	4 g Omega-3

Zutaten für 2 Personen

150 g Thunfisch oder Makrelenfilet
1 EL Zitronensaft
Salz, Pfeffer
1 TL Senf
1 TL Tomatenmark
2 EL Paniermehl
1 gehäufter EL Magerquark
2 Zweige Dill
1 TL Sesamsamen
½ kleine Zwiebel
etwas Weizenmehl Typ 405
1 EL Sojaöl

Zubereitung

1 Das Fischfilet mit Zitronensaft säuern, salzen und pfeffern und durch den Fleischwolf geben. Die Fischmasse mit Senf, Tomatenmark, Paniermehl und dem Quark gründlich vermengen.

2 Den Dill waschen und zupfen. Dill, trocken angeröstete Sesamsamen und fein gewürfelte Zwiebelstücke zur Masse geben. Die Masse im Kühlschrank abgedeckt eine halbe Stunde ruhen lassen.

3 Aus der Masse zwei Frikadellen formen, in etwas Mehl wälzen und in heißem Öl von jeder Seite braten, bis die Kruste schön braun ist.

TIPPS UND HINWEISE

Die Fischfrikadellen schmecken auch kalt sehr lecker. Probieren Sie die Frikadellen mit mittelscharfem Senf zu geröstetem Vollkornbrot.

Pilz-Mais-Pfanne

Mit Frischkäse und Parmesan

Zubereitungszeit: 20 Minuten

Eine Portion enthält:

342 Kcal	10 g Ballaststoffe
18 g Eiweiß	18 mg Vit C
18 g Fett	5 mg Vit E
27 g KH	101,5 mg Kalzium

Zutaten für 2 Personen

400 g frische Champignons
1 Zwiebel
1 Knoblauchzehe
4 TL Kürbiskerne
2 TL Sonnenblumen- oder Rapsöl
1 kleine Dose Mais
2 EL Tomatenmark
1 TL Balsamico
Salz, Pfeffer
1 Handvoll Petersilie, Schnittlauch
2 EL fettreduzierter Kräuterfrischkäse
2 TL Parmesan

Zubereitung

1 Die Champignons waschen, trocken tupfen und in dünne Scheiben schneiden. Die Zwiebel und die Knoblauchzehe schälen und in feine Würfel schneiden.

2 Öl in der Pfanne erhitzen, die Kürbiskerne anbraten, Mais, Pilze, Knoblauch und Zwiebeln dazu geben und dünsten.

3 Das Tomatenmark, den Essig, die Gewürze und die gewaschenen und fein geschnittenen Kräuter dazugeben. Sofort den Frischkäse dazu geben und schmelzen lassen.

4 Vor dem Servieren mit Parmesankäse bestreuen.

TIPPS UND HINWEISE

Pilze enthalten – wie Hülsenfrüchte – hochwertiges pflanzliches Eiweiß und sind daher als arachidonsäurefreier Fleischersatz ideal für Rheumatiker.

Italienisches Gemüsegratin

Mit Mozzarella überbacken

Zubereitungszeit: 20 Minuten
Backzeit: ca. 10 Minuten

Eine Portion enthält:

256 Kcal	4 g Ballaststoffe
16 g Eiweiß	41 mg Vit C
18 g Fett	2,5 mg Vit E
7 g KH	342 mg Kalzium

Zutaten für 2 Personen

1 Zucchini
8 kleine Champignons
4 Tomaten
2 Knoblauchzehen
2 TL Olivenöl
frisches Basilikum, Thymian, Oregano
1 Kugel Mozzarella
Salz, Pfeffer

Zubereitung

1 Den Backofen auf 200 °C vorheizen.

2 Die Zucchini und die Champignons waschen, putzen und in Scheiben schneiden. Die Tomaten waschen, halbieren, Stängelansatz heraus- und das Fruchtfleisch in Scheiben schneiden. Die Knoblauchzehen abziehen und fein würfeln.

3 Öl erhitzen, Gemüse kurz darin anschwitzen und die gewaschenen, feingehackten Kräuter dazugeben. Mit den Gewürzen kräftig abschmecken.

4 Den Mozzarella in feine Scheiben schneiden, das Gemüse in eine kleine Auflaufform geben, mit dem Käse belegen und im Backofen überbacken, bis der Käse geschmolzen und leicht gebräunt ist.

TIPPS UND HINWEISE

Anstatt Zucchini können Sie Auberginen verwenden, und frisch geschnittene feine Parmesankäsescheiben anstelle des Mozzarellas. Zum italienischen Gemüsegratin passt mit Knoblauch eingeriebenes und kurz gegrilltes Baguette.

Kidneybohnen-Dip

Passt gut zu Fleisch

Zubereitungszeit: 10 Minuten

Eine Portion enthält:

114 Kcal	5 g Ballaststoffe
5 g Eiweiß	19 mg Vit C
6 g Fett	1,5 mg Vit E
10 g KH	

TIPPS UND HINWEISE

Das Mus eignet sich zum Dippen oder als Beilage für kleine Fleischportionen.

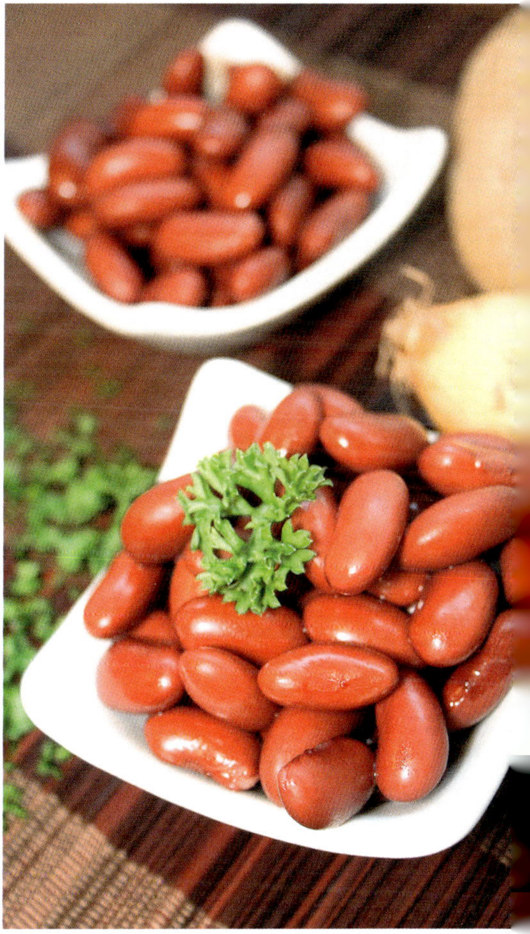

Zutaten für 2 Personen

50 g Kidneybohnen aus der Dose
¼ gelbe Paprika
½ Tomate
1 EL Tomatenmark
1 Knoblauchzehe
1 TL Oliven- oder Rapsöl
1 EL Naturjoghurt, 1,5 % Fett
etwas Paprikapulver scharf
1 TL getrockneter Oregano und Majoran
Salz, Pfeffer

Zubereitung

1 Die Kidneybohnen klein schneiden.

2 Paprika und Tomate waschen, putzen, würfeln und in heißem Öl andünsten. Das Tomatenmark und die fein gehackte Knoblauchzehe kurz mitdünsten.

3 Die Paprika-Tomaten-Masse mit den klein geschnittenen Kidneybohnen und dem Joghurt mischen, mit den Gewürzen abschmecken und abkühlen lassen.

Kartoffelpuffer mit Apfelkompott

Schmeckt der ganzen Familie

Zubereitungszeit: 30 Minuten

Eine Portion enthält:

517 Kcal	7 g Ballaststoffe
14 g Eiweiß	54 mg Vit C
17 g Fett	3 mg Vit E
75 g KH	115 mg Kalzium

Zutaten für 2 Personen

4 Kartoffeln
4 gehäufte EL Magerquark
2 gehäufte EL Paniermehl
etwas Salz
2 EL Sonnenblumenöl
2 Äpfel
2 EL Zitronensaft
2 Tassen Apfelsaft
2 TL Zucker
Vanilleschote, Zimtstange

Zubereitung

1 Die Kartoffeln waschen, schälen und fein raffeln. Die Raffeln in einem sauberen Geschirrtuch auspressen, mit Magerquark, Salz und Paniermehl mischen, handtellergroße Puffer formen und im heißem Öl ausbraten. Mit Küchenkrepp das Fett abtupfen.

2 Den Apfel waschen, entkernen und in Stücke schneiden. Apfelstücke sofort mit dem Zitronensaft vermischen und zusammen mit dem Zucker und den Gewürzen in Apfelsaft weich dünsten. Die Vanilleschote und Zimtstange am Ende der Garzeit herausnehmen.

3 Das Kompott kalt zu den Puffern servieren.

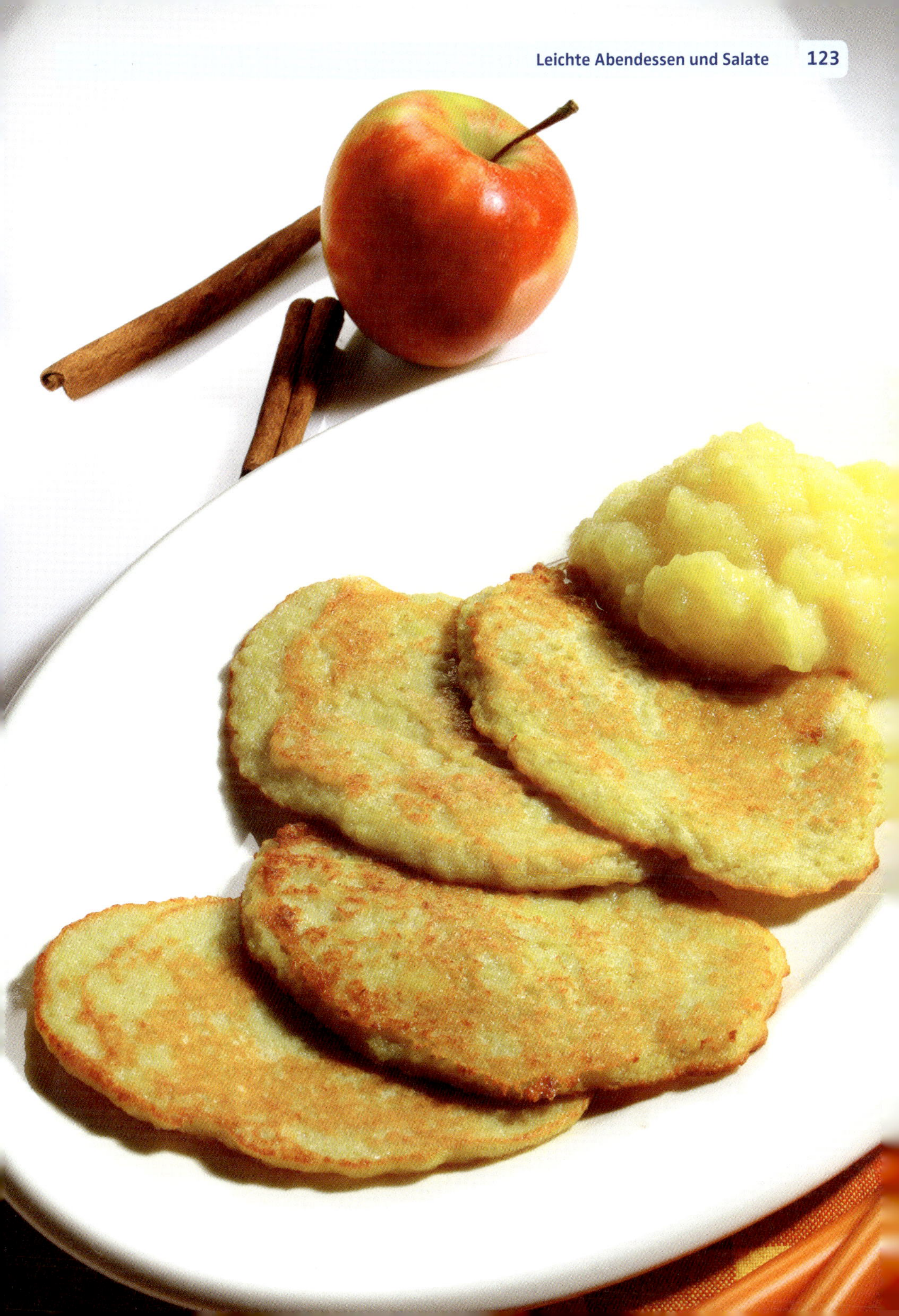

SÜSSE MAHLZEITEN, KUCHEN UND DESSERTS

Hüttenkäse mit heißen Himbeeren

Zubereitungszeit: 10 Minuten

Eine Portion enthält:

137 Kcal	7 g Ballaststoffe
15 g Eiweiß	28 mg Vit C
2 g Fett	1 mg Vit E
10 g KH	123,5 mg Kalzium

Zutaten für 2 Personen

200 g Hüttenkäse, 20 % Fett
etwas Zimt
etwas Vanillearoma
200 g Himbeeren
2 TL Zitronensaft
2 TL Zucker
1 TL Speisestärke
4 EL roter Johannisbeersaft

Zubereitung

1 Den Hüttenkäse mit dem Zimt und dem Vanillearoma verrühren. Die Himbeeren in einem Topf mit 1 TL Zitronensaft erhitzen.

2 Den Zucker und die Stärke mit dem Rest des Zitronensaftes und dem Johannisbeersaft anrühren.

3 Sobald die Himbeermasse kocht, die angerührte Stärke dazugeben, einmal aufkochen lassen und noch heiß über den Hüttenkäse gießen.

TIPPS UND HINWEISE

Anstatt des Hüttenkäses können Sie Quark oder einen mit Wasser gekochten Milchreis verwenden.

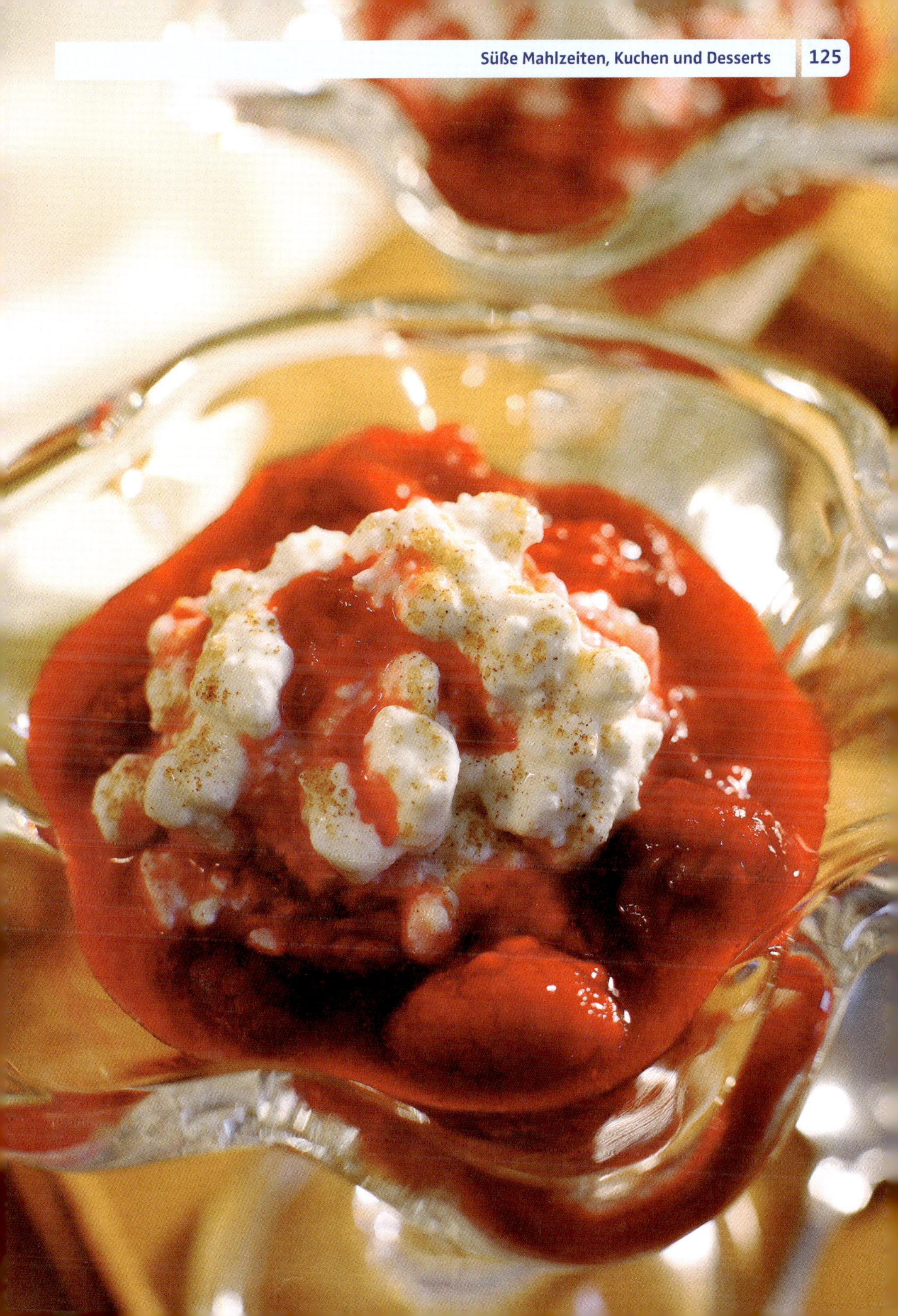

Grießauflauf

Mit Zimt und Zitrone

Zubereitungszeit: 20 Minuten
Garzeit: ca. 40 Minuten

Eine Portion enthält:

426 Kcal	4 g Ballaststoffe
10 g Eiweiß	15,5 mg Vit C
23 g Fett	2 mg Vit E
45 g KH	184 mg Kalzium

Zutaten für 2 Personen

2 Pfirsiche
250 ml Milch, 1,5 % Fett
1 Vanilleschote
1 Zimtstange
2 EL Grieß
1 Ei
2 EL Diätmargarine
2 TL Zitronensaft
2 TL Zucker
1 EL Paniermehl

Zubereitung

1 Die Pfirsiche waschen, schälen, entsteinen und in kleine Stücke schneiden.

2 Milch mit der aufgeschlitzten Vanilleschote und der Zimtstange in einem kalt ausgespülten Topf zum Kochen bringen. Den Grieß einstreuen, aufkochen lassen und in ca. 5–10 Minuten bei leichter Hitze ausquellen lassen. Vanilleschote und Zimtstange herausnehmen.

3 Eiweiß steif schlagen. Die Hälfte der Margarine mit dem Zucker und dem Zitronensaft schaumig rühren. Die Masse löffelweise unter den etwas abgekühlten Grießbrei rühren und das steif geschlagene Eiweiß vorsichtig unterheben.

4 Eine Auflaufform mit der Hälfte der restlichen Margarine ausstreichen und schichtweise Grießbrei und die Pfirsichwürfel einfüllen. Die letzte Schicht Brei mit der restlichen Margarine belegen und mit Paniermehl bestreuen.

5 Den Auflauf in den kalten Backofen schieben und bei 200 °C ca. 20–30 Minuten backen lassen.

Fruchtiger Milchreis mit Krokant

Mit Orangensaft und Rosinen

Zubereitungszeit: 15 Minuten
Garzeit: 30 Minuten

Eine Portion enthält:

617 Kcal	10 g Ballaststoffe
17 g Eiweiß	60 mg Vit C
23 g Fett	5,5 mg Vit E
81 g KH	417,5 mg Kalzium

Zutaten für 2 Personen

6 EL Milchreis
½ Liter Milch, 1,5 % Fett
6 EL Rosinen
½ Tasse Orangensaft
2 Orangen
6 EL Mandelblättchen
2 EL Zucker
2 TL Walnussöl

TIPPS UND HINWEISE

Milchreis wird von Rheumatikern gut vertragen. Denken Sie jedoch daran, dass er relativ kalorienreich ist und planen Sie Ihre restlichen Mahlzeiten für den Tag dementsprechend.

Zubereitung

1 Den Milchreis nach Packungsangaben in der heißen Milch zubereiten.

2 Die Rosinen in Orangensaft einweichen.

3 Orangen schälen und die Spalten auf einem Teller anrichten. Die Rosinen drüberstreuen und den heißen Milchreis darüber geben.

4 Die Mandelblättchen im Walnussöl anrösten und den Zucker dazugeben. Kurz bräunen und sofort über den Milchreis geben.

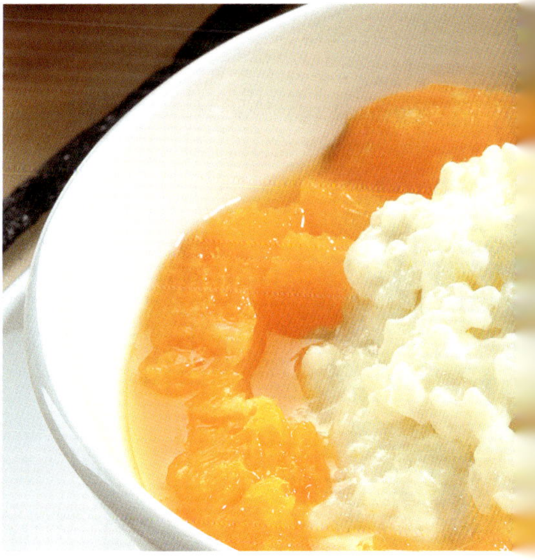

Überbackener Reis-Kirschauflauf

Für Milchreis-Freunde

Zubereitungszeit: 20 Minuten
Kochzeit: 30 Minuten
Backzeit: ca. 15 Minuten

Eine Portion enthält:

465 Kcal	3 g Ballaststoffe
14 g Eiweiß	6,5 mg Vit C
13 g Fett	1 mg Vit E
69 g KH	350,5 mg Kalzium

Zutaten für 2 Personen

6 EL Milchreis
½ l Milch, 1,5 % Fett
1 Pr. Zimt
2 TL Zucker (für den Milchreis)
2 TL Walnussöl
2 EL Paniermehl
300 g Sauerkirschen aus der Dose
2 TL Zucker (für den Belag)
Vanillearoma
2 EL Paniermehl
2 TL Puderzucker
2 TL gemahlene Haselnüsse

Zubereitung

1 Den Milchreis nach Packungsanleitung mit der heißen Milch, zusammen mit Zimt und Zucker zubereiten.

2 Den Backofen auf 180 °C vorheizen.

3 Die Kirschen abtropfen lassen und mit dem Zucker und dem Vanillearoma abschmecken.

4 Eine kleine Auflaufform mit dem Öl auspinseln und mit dem Paniermehl ausbröseln. Die Hälfte der Reisbreimenge einfüllen, darauf die Kirschen geben und mit dem Rest des Breis abdecken.

5 Aus Paniermehl, Puderzucker und gemahlenen Nüssen eine Mischung erstellen, die über den Auflauf gestreut wird. Im Backofen ca. 10–15 Minuten goldgelb überbacken.

TIPPS UND HINWEISE

Anstatt Kirschen können Sie auch Pfirsich, Apfel oder Birne verwenden.

Quark mit beschwipsten Früchten

Mit Rumaroma und getrockneten Früchten

Zubereitungszeit: 15 Minuten
Marinierzeit: 10 Stunden
Abkühlzeit: 1 Stunde

Eine Portion enthält:

451 Kcal	7 g Ballaststoffe
21 g Eiweiß	16,5 mg Vit C
3 g Fett	1,5 mg Vit E
70 g KH	267,5 mg Kalzium

Zutaten für 2 Personen

4 EL Rosinen
4 getrocknete Apfelringe
4 getrocknete Pflaumen
4 EL Kirschen aus der Dose
Rumaroma
4 EL Apfelsaft
2 EL Zitronensaft
8 gehäufte EL Magerquark
4 EL Kondensmilch, 4 % Fett
2 EL Zucker
etwas Vanillearoma

Zubereitung

1 Die getrockneten Früchte und die Kirschen über Nacht in Rumaroma marinieren.

2 Am nächsten Tag in einen Topf geben und kurz aufkochen, mit Apfelsaft ablöschen, den Zitronensaft dazugeben. Abkühlen lassen.

3 Den Quark mit der Kondensmilch, dem Zucker und dem Vanillearoma glatt rühren. Die abgekühlte Fruchtmasse in eine Dessertschüssel geben und mit dem angerührten Quark übergießen.

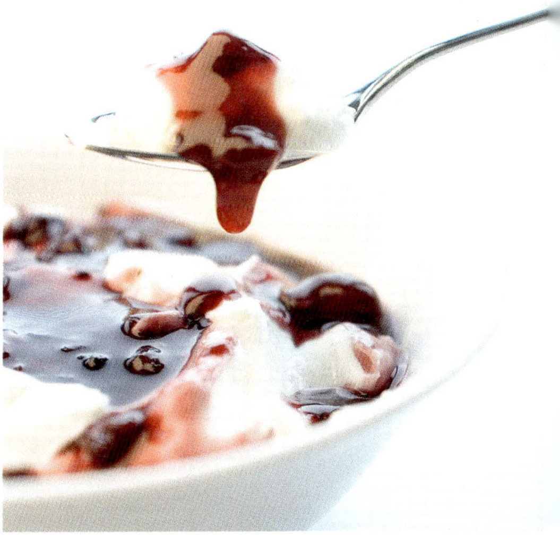

Grüne Grütze

Mit besonderer Weißwein-Note

Zubereitungszeit: 30 Minuten
Kochzeit: ca. 7 Minuten

Eine Portion enthält:

201 Kcal	4 g Ballaststoffe
1 g Eiweiß	46,5 mg Vit C
1 g Fett	1,5 mg Vit E
32 g KH	

Zutaten für 2 Personen

1 Kiwi
1 Handvoll Weintrauben
1 Stange Rhabarber
1 kleiner Apfel
2 Spritzer Zitronensaft
150 ml Apfelsaft
150 ml trockener Weißwein
1 Pr. Zimt
2 EL Zucker
2 gehäufte EL Speisestärke

Zubereitung

1 Die Kiwi schälen und in feine Scheiben schneiden. Die Weintrauben waschen, halbieren und ggf. entkernen. Den Rhabarber waschen, die Rhabarberhaut abziehen und in kleine Stücke schneiden. Den Apfel waschen, entkernen, in kleine Stücke schneiden und sofort mit dem Zitronensaft beträufeln.

2 Vom Apfelsaft und dem Wein jeweils 2 EL abnehmen und mit der Stärke und dem Zucker anrühren. Den Rest der Flüssigkeiten in einem Topf zusammen mit dem klein geschnittenem Obst und dem Zimt aufkochen und 5 Minuten köcheln lassen.

3 Sobald das Obst weich gedünstet ist, die angerührte Stärke hinzufügen und die Grütze einmal aufkochen lassen.

TIPPS UND HINWEISE

Als Sauce eignet sich Vanillequark (siehe folgendes Rezept).

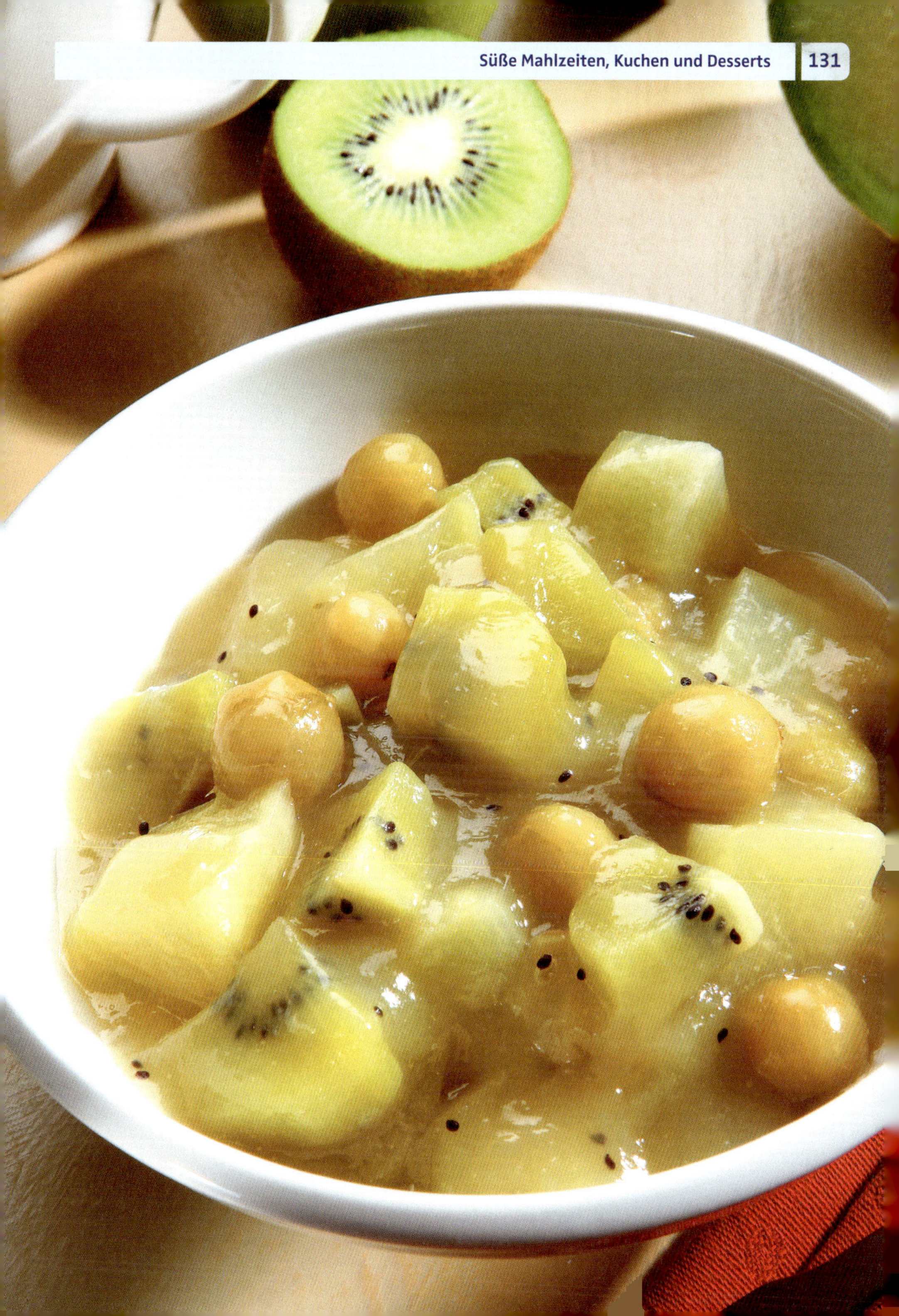

Vanillequark

Kalorienarme Alternative zu Vanillesauce

Zubereitungszeit: 10 Minuten

Eine Portion enthält:

109 Kcal	0 g Ballaststoffe
18 g Eiweiß	3 mg Vit C
1 g Fett	186,5 mg Kalzium
7 g KH	

Zutaten für 2 Personen

250 g Magerquark
4 EL Milch, 1,5 % Fett
1 Vanilleschote
etwas abgeriebene Zitronenschale
etwas Zitronensaft
2 EL Zucker

Zubereitung

1 Den Quark und die Milch mit einem Schneebesen cremig rühren.

2 Die Vanilleschote mit einem scharfen Messer aufschlitzen und das Mark herauskratzen. Das ausgekratzte Vanillemark, etwas abgeriebene Zitronenschale, 2 Spritzer Zitronensaft sowie den Zucker unter die Quarkmasse rühren.

TIPPS UND HINWEISE

Dazu passen eingemachte Kirschen oder heiße Himbeeren besonders gut.
Die Hälfte des Rezeptes eignet sich als Sauce zur Grünen Grütze (siehe vorangegangenes Rezept).

Fruchtsauce

Lässt sich gut portionsweise einfrieren

Zubereitungszeit: 15 Minuten

Eine Portion enthält:

68 Kcal	2 g Ballaststoffe
1 g Eiweiß	35,5 mg Vit C
0 g Fett	1 mg Vit E
14 g KH	

Zutaten für 2 Personen

2 Pfirsiche
6 EL Orangensaft
etwas Vanillearoma
2 Spritzer Zitronensaft
2 TL Zucker

Zubereitung

1 Die Pfirsiche waschen, halbieren und entkernen. Die Pfirsiche mit dem Orangensaft pürieren.

2 Vanillearoma zusammen mit dem Zitronensaft und dem Zucker oder Süßstoff unter die Sauce rühren.

TIPPS UND HINWEISE

Die Sauce passt zu vielerlei Desserts, süßen Aufläufen und Puddings.
Falls Sie keine frischen Pfirsiche bekommen, können Sie auch auf Dosenobst zurückgreifen.

Mandel-Birnen-Joghurt

Herbstliches Dessert mit Zimt

Zubereitungszeit: 15 Minuten

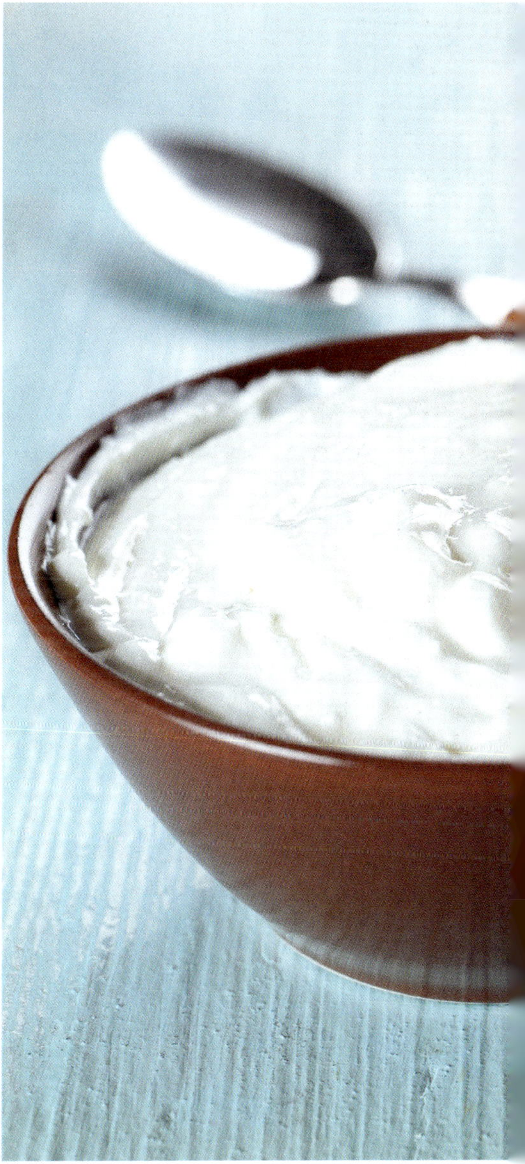

Eine Portion enthält:

260 Kcal	6 g Ballaststoffe
10 g Eiweiß	16,5 mg Vit C
7 g Fett	2,5 mg Vit E
38 g KH	235 mg Kalzium

Zutaten für 2 Personen

2 Birnen
2 EL Zitronensaft
2 Prisen Zimt
2 EL Mandelblättchen
300 g Joghurt, 1,5 % Fett
1 Vanilleschote
4 TL Zucker, Honig oder etwas Süßstoff
2 gehäufte EL Vollkorn-Haferflocken

Zubereitung

1 Die Birnen waschen, halbieren, Kerngehäuse entfernen und in dünne Scheiben schneiden. Mit dem Zitronensaft und dem Zimt marinieren.

2 Die Mandelblättchen in einer beschichteten Pfanne trocken anrösten und abkühlen lassen.

3 Den Joghurt mit dem ausgekratzten Vanillemark und dem Zucker bzw. Honig verrühren. Die Haferflocken einrühren und quellen lassen. Die Birnenschnitze und Mandelblätter unterheben und gekühlt genießen.

Erdbeercreme

Ein kalorienarmer Früchtetraum

Zubereitungszeit: 20 Minuten
Kochzeit: ca. 30 Minuten

Eine Portion enthält:

70 Kcal	1 g Ballaststoffe
8 g Eiweiß	36 mg Vit C
1 g Fett	114 mg Kalzium
6 g KH	

Zutaten für 2 Personen

2 Blatt weiße Gelatine
2 gehäufte EL Magerquark
100 g Joghurt, 1,5 % Fett
1 Vanilleschote
4 TL Zucker oder Süßstoff
2 TL Zitronensaft
100 g Erdbeeren

Zubereitung

1 Die Gelatine in kaltem Wasser einweichen.

2 Den Quark und den Joghurt mit einem Schneebesen verrühren. Den Zucker nach Belieben und das ausgekratzte Vanillemark dazugeben. Mit dem Zitronensaft abschmecken.

3 Die Erdbeeren waschen, putzen und mit einer Gabel zerdrücken (oder mit Pürierstab pürieren). Das Fruchtmus unter die Quark-Joghurt-Masse rühren.

4 Die Gelatine ausdrücken, im Wasserbad auflösen und 1 EL der Erdbeerquarkmasse unter die aufgelöste Gelatine rühren. Dies nun zu der restlichen Quarkmasse geben und mit dem Schneebesen schnell durchrühren.

5 Das Dessert in Schälchen füllen und kühl stellen, bis die Creme anfängt, fest zu werden.

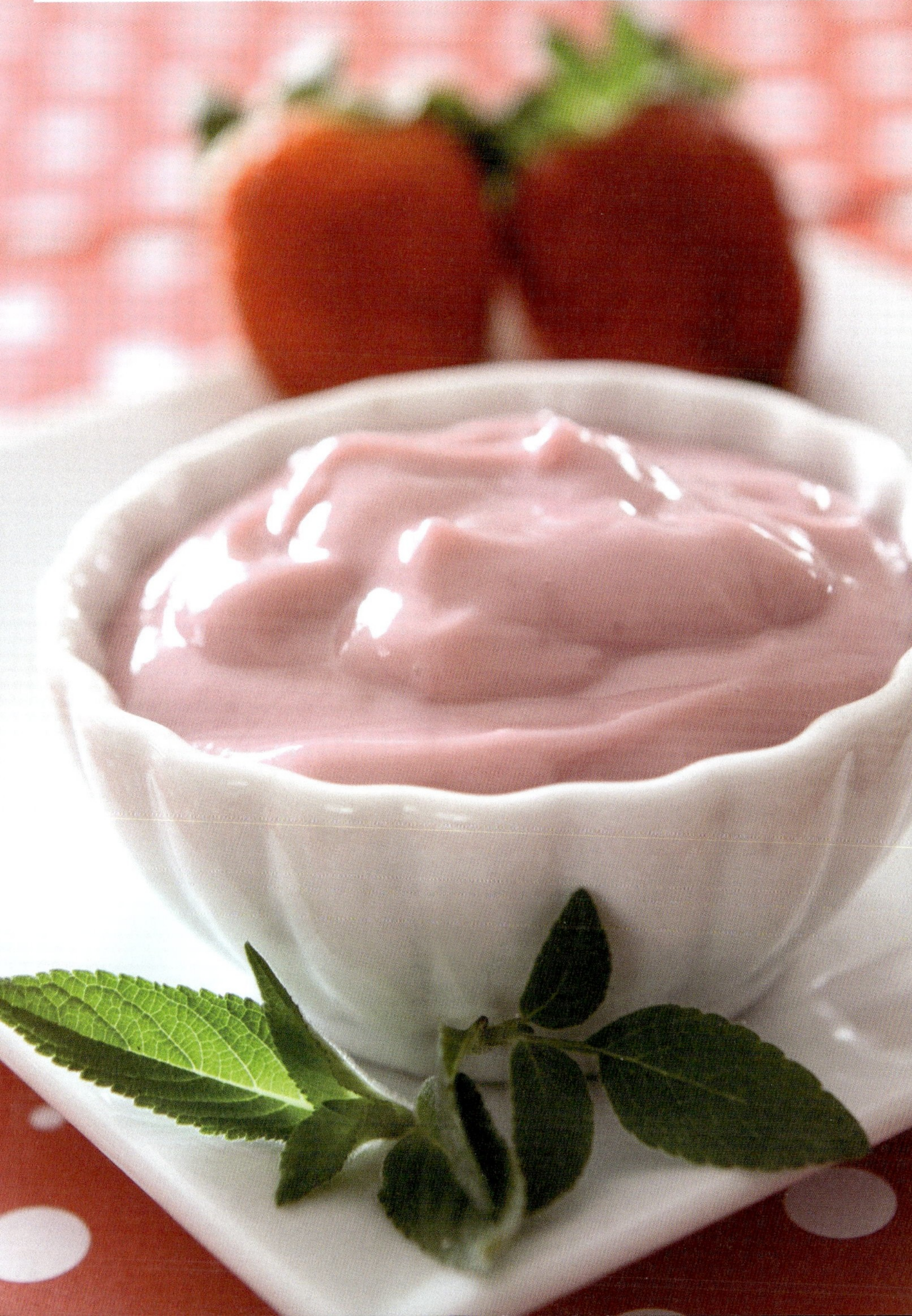

Aprikosen-Quark-Torte

Dauert etwas länger, schmeckt köstlich fruchtig

Zubereitungszeit: 50 Minuten
Gehzeit: 45 Minuten
Backzeit: ca. 75 Minuten

Ein Stück enthält:

292 Kcal	2 g Ballaststoffe
9 g Eiweiß	4 mg Vit C
9 g Fett	3,5 mg Vit E
42 g KH	

Zutaten für 12 Stücke

225 g Mehl Typ 405
½ Hefewürfel
100 g Zucker
1 Prise Salz
4 EL Sonnenblumen- oder Rapsöl
etwas Fett für die Form
30 Aprikosen aus der Dose (800 g)
500 g Magerquark
1 EL Speisestärke
4 EL Zitronensaft
etwas Pflanzenmargarine
2 Eier
100 g Aprikosenkonfitüre

Zubereitung

1 Das Mehl in eine Schüssel sieben und in die Mitte eine Mulde drücken. Die Hefe in die Mulde bröckeln. 2 EL Zucker auf die Hefe streuen, das Salz auf das Mehl geben.

2 125 ml lauwarmes Wasser auf die Hefe gießen. Das Wasser von der Mitte aus mit dem Mehl und der Hefe mit einem Rührlöffel oder den Knethaken des Handrührgerätes verrühren. Öl über den angerührten Hefeteig gießen.

3 Den angerührten Teig mit den Knethaken des Handrührgerätes auf höchster Stufe zu einem glatten Teig verkneten. Den Teig mit Mehl bestäuben und an einem warmen Ort 20 Minuten gehen lassen.

4 Den Backofen auf 175 °C vorheizen.

5 Den Teig auf einer bemehlten Arbeitsfläche durchkneten und etwas größer als die Springform (26 cm) ausrollen. Teig in die gefettete Form legen, den Rand andrücken, nochmals 25 Minuten gehen lassen, Teig mit einer Gabel mehrmals einstechen.

6 Aprikosen gut abtropfen. 10 Stück pürieren, 20 in Spalten schneiden und zur Seite stellen.

7 Den gut ausgedrückten Quark mit den 10 pürierten Aprikosenhälften, Stärke, Zitronensaft, weicher Margarine und etwas Zucker verrühren.

8 Eiweiß steif schlagen und unter die Quarkmasse heben. Gut die Hälfte der Aprikosenspalten auf dem fertig gegangenen Teig verteilen.

9 Die Quarkmasse auf den Aprikosen verteilen und glatt streichen. Die übrigen Aprikosenspalten darauf verteilen.

10 Die Konfitüre erhitzen, die Früchte damit bestreichen. 70–75 Minuten backen.

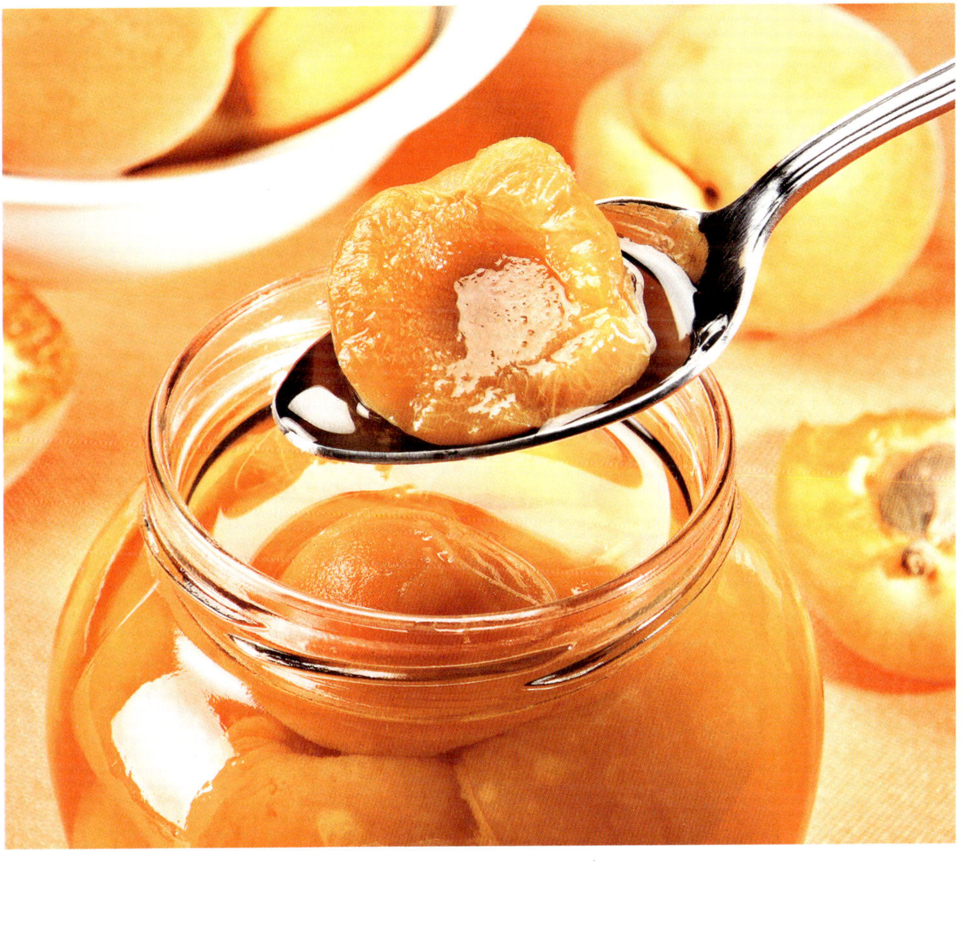

Apfeltaschen

Lecker mit Zimt und Zitrone

Zubereitungszeit: 35 Minuten
Backzeit: ca. 15 Minuten

Eine Apfeltasche enthält:

222 Kcal	2 g Ballaststoffe
4 g Eiweiß	7,5 mg Vit C
11 g Fett	0,5 mg Vit E
28 g KH	

Zutaten für 2 Personen

150 g Weizenmehl Typ 405
1 EL Backpulver
75 g Pflanzenmargarine
2 EL Zucker
1 Ei
1 EL Kondensmilch, 4 % Fett
2 kleine Äpfel
2 EL Zitronensaft
etwas geriebene Zitronenschale
etwas Zimt

Zubereitung

1 Das mit dem Backpulver gemischte und gesiebte Mehl in eine Schüssel geben, in die Mitte eine Vertiefung drücken. Die Margarine, den Zucker, Kondensmilch und das Eiweiß hinzugeben. Mit dem Knethaken zu einem glatten Teig verarbeiten und abgedeckt kühl stellen.

2 Den Backofen auf 200 °C vorheizen.

3 Die Äpfel waschen, schälen, halbieren, entkernen und in kleine Stücke schneiden, mit Zitronensaft beträufeln und mit der geriebenen Zitronenschale und Zimt abschmecken.

4 Den Teig einen halben Zentimeter dick ausrollen, Quadrate (10 x 10 Zentimeter) ausschneiden, einige Apfelstücke in die Mitte legen. Teig übereinander klappen, Ränder andrücken und den Teig an der vorderen Kante einritzen.

5 Auf ein gefettetes Backblech legen. Die Backzeit beträgt 12–15 Minuten bei 200 °C.

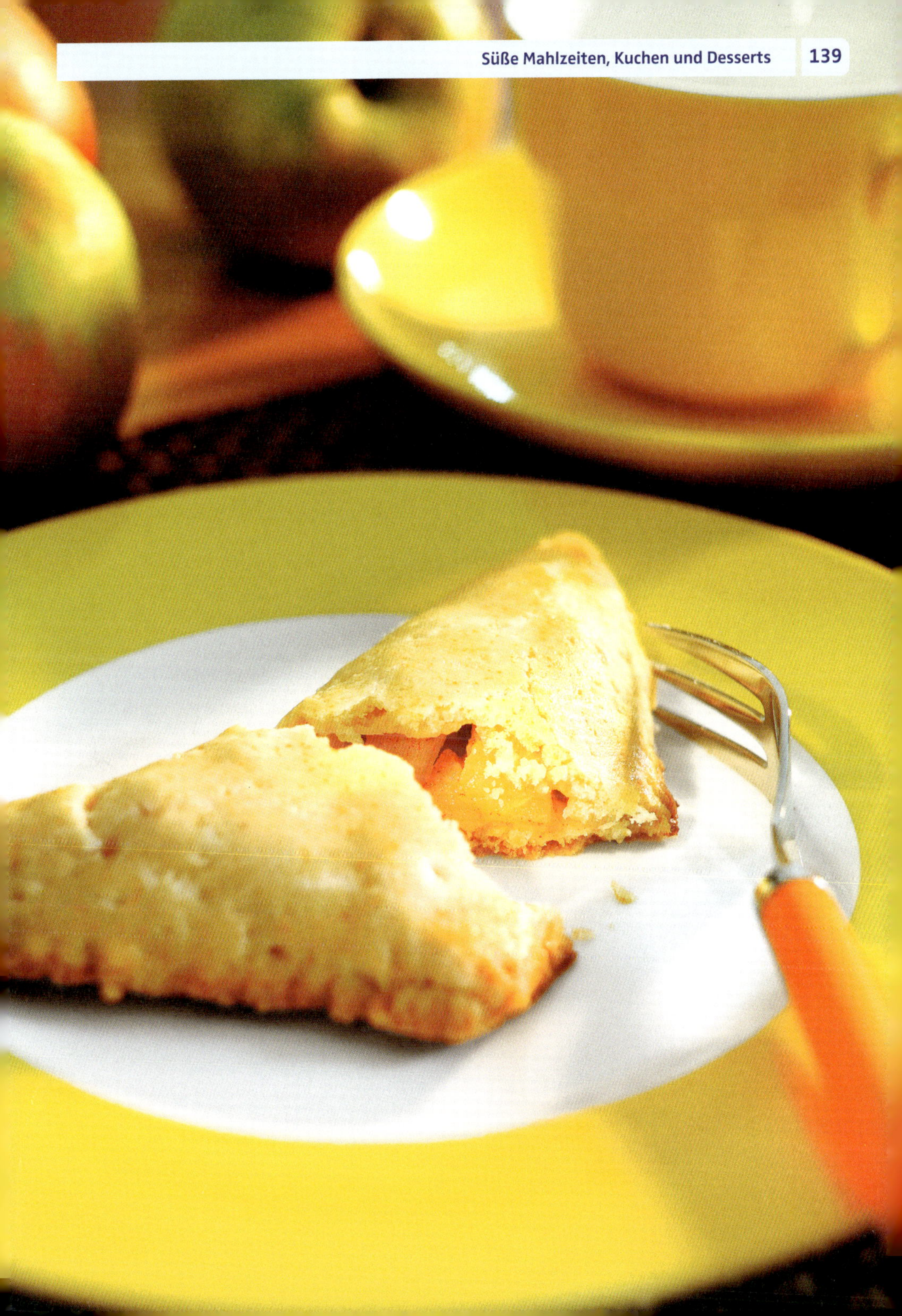

Orangen-Birnen-Dessert

Mit getrockneten Feigen

Zubereitungszeit: 15 Minuten
Quellzeit: 10 Minuten

Eine Portion enthält:

208 Kcal	7 g Ballaststoffe
6 g Eiweiß	62 mg Vit C
4 g Fett	1,5 mg Vit E
36 g KH	179 mg Kalzium

Zutaten für 6 Stück

2 getrocknete Feigen
2 EL Orangensaft
1 TL Mandelblättchen
2 Orangen
2 Birnen
2 EL Zitronensaft
150 g Joghurt, 1,5 % Fett
2 TL Honig oder etwas Süßstoff

Zubereitung

1 Die Feigen in schmale Streifen schneiden und im Orangensaft 10 Minuten quellen lassen.

2 Die Mandelblättchen in einer beschichteten Pfanne ohne Fettzugabe anrösten.

3 Die Orangen schälen und filetieren. Die Birnen waschen, halbieren, entkernen und in dünne Scheiben schneiden. Birne mit dem Zitronensaft beträufeln.

4 Den Joghurt und den Honig vermischen und mit der Hälfte der Feigenstreifen pürieren. Die Joghurtsauce auf einen Teller gießen, die Orangenfilets und die Birnenscheiben darauf anrichten und mit Mandelblättchen und Feigenstreifen garnieren.

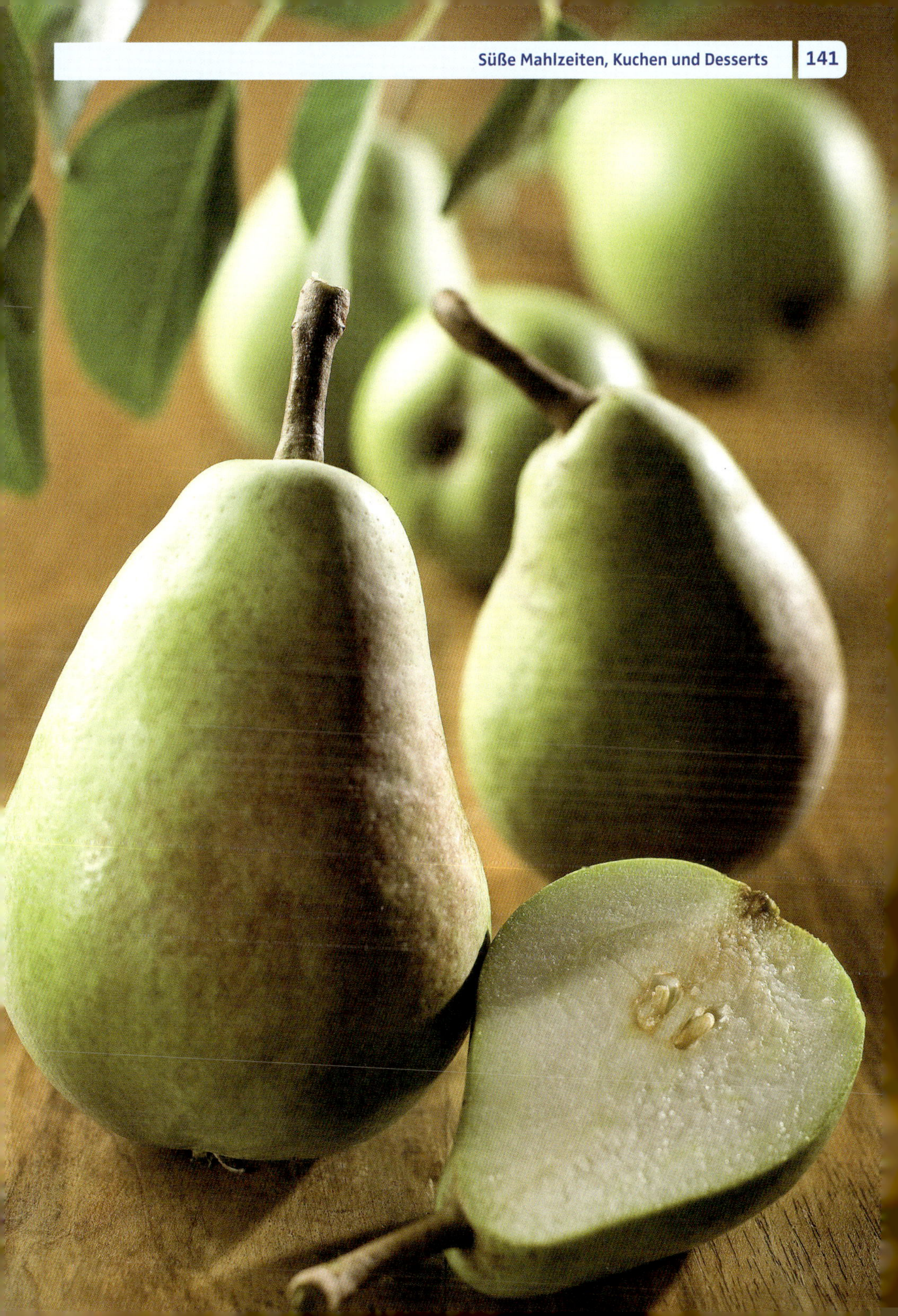

ANHANG

Wichtige Adressen

Deutsche Rheuma-Liga Bundesverband e. V.
Maximilianstraße 14
53111 Bonn
Tel.: 0228 766060
www.rheuma-liga.de

Deutsche Gesellschaft für Rheumatologie e. V.
Köpenicker Straße 48/49, Aufgang A
10179 Berlin
Tel.: 030 24048470
www.dgrh.de

Rheumahilfswerk Deutschland e. V.
Hauptstraße 55
51491 Overath
Tel.: 02206 6255

www.rheuma-online.de
Informationen zu rheumatischen Erkrankungen und Therapien, Rheuma-Lexikon, Erfahrungsaustausch und Chat.

http://rheuma-selbst-hilfe.at
Internisten mit Zusatzausbildung Rheumatologie, Ambulanzen, Selbsthilfegruppen, Formular-Download, Laborwerte, Rheuma-Lexikon, Aktuelles aus Medizin und Wissenschaft, Chats, Blogs.

Register

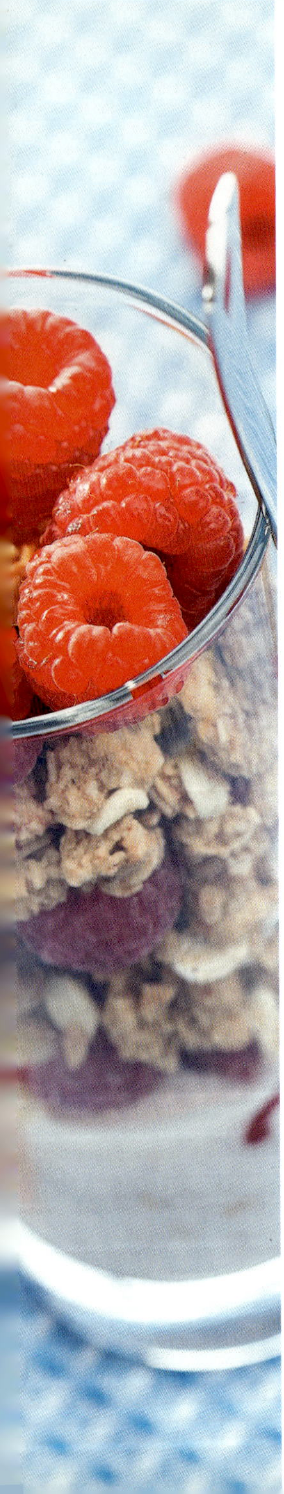

Bibliografische Information der Deutschen Nationalbibliothek
Die Deutsche Nationalbibliothek verzeichnet diese Publikation in der deutschen Nationalbibliografie; detaillierte bibliografische Daten sind im Internet über http://dnb.ddb.de/ abrufbar.

ISBN 978-3-89993-622-3 (Print)
ISBN 978-3-8426-8375-4 (PDF)

Fotos:
Umschlag: Titelfoto: GettyImages; hintere Umschlagklappe (innen): Andres Rodriguez – 123rf.com
Fotolia.com: Manuel Schäfer: 15; Andrey Khrobostov: 19; Monkey Business: 21, 59; Sarsmis: 24; Olga Lyubkin: 27; Laurent Renault: 28; Bartlomiej Nowak: 30; Mayangsari: 32; Cogipix: 35; Valeriy Velikov Va: 39; Cogipix: 41, 65, 45, 95; Hannes Eichinger: 43; Multiart: 47; Barbara Pheby: 54; Printemps: 56; AGphotographer: 57; Sundebo: 58; dream79: 63; Klaus Eppele: 72; Ewa Brozek: 75; emmi: 83; Sarsmis: 87; Liv Friis-Larsen: 90, 67; Chriszwaenepoel: 106; David Hyde: 110; Corinna Gissemann: 116; Daorson: 121; fotofund: 129; JJAVA: 135; Duöan Zidar: 141
iStockphoto.com: kcline: 1; diego cervo: 11; Joern Rynio: 37; Lehner: 49; Liv Friis-Larsen: 53; xxmmxx: 80; KirbyIng: 85; Robert Linton: 97; EasyBuy4u: 101; Stepan Popov: 104; Nina Ricci Fedotova: 107; Olga Lyubkina: 111; Tatyana Nyshko: 137
123rf.com: Corinna Gissemann: 2, 5; Kurhan: 8/9; Stephanie Frey: 16/17; Olga Miltsova: 23,144; Anna Bobrowska: 50/51; Jill Battaglia: 68; Elena Elisseeva: 93; Viktorija Kuprijanova: 96; Elina Manninen: 103; Lilyana Vynogradova: 112; Lilyana Vynogradova: 133
Ingo Wandmacher: 55, 69, 71, 73, 77, 79, 89, 105, 109, 115, 123, 125, 127, 131, 139
MEV-Verlag, Germany: 113

Hans-Böckler-Allee 7, 30173 Hannover
www.schluetersche.de
2., überarbeitete Auflage

Layout: Groothuis, Lohfert, Consorten, Hamburg
Covergestaltung: Kerker + Baum Büro für Gestaltung, Hannover
Satz: Die Feder Konzeption vor dem Druck GmbH, Wetzlar
Druck und Bindung: Grafisches Centrum Cuno GmbH & Co. KG, Calbe
Hergestellt in Deutschland.